AF320064

# LEUCOCYTOLYSE

## ET

# FRAGILITÉ LEUCOCYTAIRE

PAR

## Mademoiselle CONDAT

ANCIENNE INTERNE DES HÔPITAUX DE PARIS

—:§:—

PARIS

G  STEINHEIL, ÉDITEUR

2, RUE CASIMIR-DELAVIGNE (6ᵉ)

1916

# LEUCOCYTOLYSE

ET

# FRAGILITÉ LEUCOCYTAIRE

# LEUCOCYTOLYSE

## ET

# FRAGILITÉ LEUCOCYTAIRE

PAR

## Mademoiselle CONDAT

ANCIENNE INTERNE DES HÔPITAUX DE PARIS

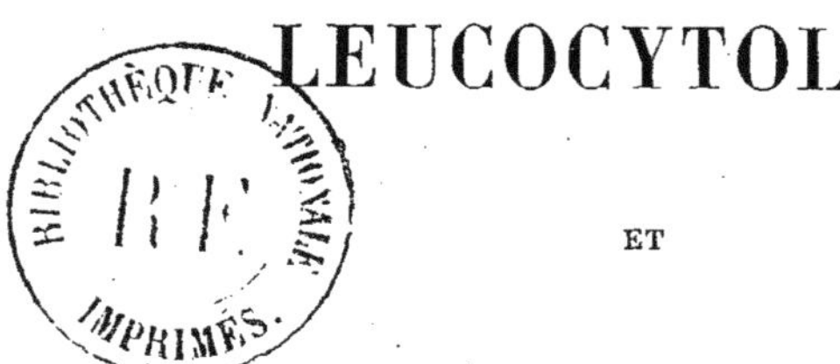


PARIS

G. STEINHEIL, ÉDITEUR

2, RUE CASIMIR-DELAVIGNE (6e)

1916

A MON MAÎTRE

## M. le Docteur COMBY

MÉDECIN DE L'HÔPITAL DES ENFANTS-MALADES

A MON MAÎTRE ET PRÉSIDENT DE THÈSE

M. LE PROFESSEUR H. ROGER


A MON MAÎTRE

M. LE DOCTEUR GARNIER

MÉDECIN DE LA MATERNITÉ

# INTRODUCTION

Les leucocytes ont été beaucoup étudiés au point
de vue morphologique et ont donné lieu sur ce sujet à
des travaux très nombreux sinon définitifs ; de même
leur fonction phagocytaire a suscité les remarquables
études de Metchnikoff et son école ; mais il faut arriver à ces dernières années pour voir s'introduire, en
ce qui les concerne, de nouvelles notions et commencer
des recherches parallèles à celles qui ont été entre-
prises pour d'autres cellules, les globules rouges en
particulier, recherches qui ont permis de pénétrer le
mécanisme intime des processus généraux de cytolyse
et ont été si fécondes en résultats, tant dans le
domaine de la pathologie générale que des applications pratiques. Les expériences initiales de Bordet
et sa théorie fondamentale en sont le point de départ
et en ont posé les lignes essentielles. Mais tandis que
l'hémolyse a fait l'objet de très importantes publications, la *leucocytolyse*, parce qu'elle ne se traduit pas
par des phénomènes évidents et qu'elle manquait de
méthode d'examen directe et précise, a été beaucoup
moins suivie.

Avec M. Achard et ses élèves, surtout Feuillié et

Foix, l'étude des leucocytes rentre dans une voie nouvelle. Ces auteurs montrent l'importance de la résistance leucocytaire « propriété statique » jusque-là négligée ; et ils apportent des précisions à l'étude de l'activité leucocytaire, « propriété dynamique », faisant la part dans l'acte phagocytaire de ce qui appartient au leucocyte lui-même et de ce qui lui vient du milieu sérique. Ils isolent ainsi les facteurs qui interviennent dans les réactions morbides, confondus pour Metchnikoff dans les actions chimiotactiques, et pour Wright dans le pouvoir opsonisant. Ces idées ont été exposées par Feuillié, et par Foix dans sa thèse de 1911 sur « l'Activité leucocytaire et le pouvoir leuco-activant des humeurs ».

Dans un sens différent, Manoukhine en Russie publie une série de travaux réunis dans sa *Dissertation* (Petrograd, 1911). Il étudie les propriétés leuco-cytolytiques des sérums au cours des infections expérimentales et de certains états pathologiques, en même temps qu'il indique une méthode pratique et directe pour mettre en évidence cette destruction leucocytaire. Il établit ainsi la réalité des phénomènes de leucocytolyse ce qui entraîne des déductions intéressantes en pathologie générale.

Nous nous sommes appliquée à étudier parallèlement et comparativement ces deux ordres de faits : *leucocytolyse et fragilité leucocytaire* et avons essayé d'en marquer les relations. Nos recherches ont porté sur des enfants de 2 à 15 ans, atteints d'affections les plus diverses.

Nous y avons joint une étude de la leucocytolyse dans la diphtérie expérimentale.

La leucocytolyse ne représente qu'un aspect des plus importants et le moins étudié de la *cytolyse*. Nous laissons systématiquement de côté toutes les théories générales relatives à ce phénomène, et nous n'entrerons dans certains détails qu'autant qu'il sera nécessaire pour justifier et légitimer cette conception de destruction leucocytaire par leucocytolyse et prouver l'existence dans les sérums de *leucocytolysines vraies* de tous points comparables aux érythrolysines (hémolysines) mieux connues et qui cependant dans la défense de l'organisme ne paraissent jouer qu'un rôle très secondaire.

# CHAPITRE PREMIER

## ÉVOLUTION DES THÉORIES DE LA LEUCOCYTOSE. EXAMEN CRITIQUE.

On a invoqué, pour expliquer les variations leucocytaires au cours des infections, diverses hypothèses, et pour les étayer, on s'est adressé à la méthode expérimentale qui seule peut fournir certaines précisions et permettre des examens assez répétés. Pour quelques auteurs, les variations consécutives à des injections intra-veineuses ne sont qu'apparentes : le nombre total des leucocytes reste le même, mais leur répartition étant très inégale dans les vaisseaux centraux et périphériques, il en résulte, suivant le moment, une hypoleucocytose ou une hyperleucocytose relatives. Les conditions bien obscures qui détermineraient ces inégalités doivent être rapprochées des actions chimiotactiques.

Cette théorie légèrement modifiée a été souvent reprise : au stade d'hypoleucocytose les leucocytes seraient retenus dans les organes (foie, rate et surtout poumon) par suite d'une véritable attraction assez mal définie, ou mieux grâce à la chimiotaxie négative exercée par les substances injectées. Or, les substances ainsi employées manifestent pour la plupart *in vitro*, une chimiotaxie positive ou tout au moins indifférente. D'ailleurs, il est assez difficile d'admettre que cette action soit efficace au taux de dilution réalisé dans le sang par les injections expérimentales ; et pour les injections intra-veineuses, cette explication est évidemment insuffisante. L'inégale distribution des leucocytes sur laquelle elle s'appuie a été très discutée. Le fait serait exact d'après certains auteurs, mais les proportions des leucocytes dans les vaisseaux centraux et périphériques sont immuables, et l'hypoleucocytose ou l'hyperleucocytose constatées n'en sont pas moins réelles. Semakhine et Jabotinsky le nient complètement, et ce dernier, en se mettant à l'abri de ces causes d'erreur, a prouvé que les résultats précédents dépendent (pour le poumon en particulier) des conditions anormales de circulation obtenues dans les expériences.

Pour Tchistowitch l'hypoleucocytose après injection de peptone est due à la rétention des leucocytes dans les capillaires profonds, et surtout dans les capillaires du poumon, vraie filtration favorisée par la vaso-constriction et par les altérations leucocytaires. Maurel explique d'une façon analogue l'action de la quinine, par les déformations des leucocytes. Ils deviennent globuleux et sont arrêtés dans les capillaires profonds. Les agents leucocyticides auront une action plus marquée s'ils produisent aussi de la vaso-constriction. Medwedeff, Nolf concluent pour l'hypoleucocytose propeptonique à l'altération des parois des vaisseaux et des globules blancs, amenant l'arrêt dans certains territoires vasculaires.

Werigo soutient une théorie un peu différente. Après des injections de bactéries ou de matières colorantes, il a constaté tout d'abord une diminution considérable du nombre des globules blancs, puis et seulement après l'injection de bactéries et lorsque l'animal survit assez longtemps, une hyperleucocytose secondaire, quelquefois très forte. Elle relèverait d'une excitation chimique des organes leucocytopoïétiques par les produits bactériens. Quant à l'hypoleucocytose primitive, il est nécessaire et suffisant, pour la provoquer, que le liquide injecté contienne des particules insolubles (carmin, bactéries) ; elle est un simple effet mécanique, par transport des leucocytes qui englobent ces particules, dans les organes profonds. Borrel défend une opinion analogue.

En somme Metchnikoff et ses élèves, Chatenay, Werigo, Borrel, Bordet, Massart, Tchistowitch et Besredka attribuent les variations leucocytaires à des actions chimiotactiques et phagocytaires. Ils s'appuient sur des expériences très précises et démontrent la généralité, et par conséquent l'importance de ces phénomènes, qu'ils ont étendus par leurs recherches, jusqu'aux substances solubles organiques et inorganiques. Mais ces notions en elles-mêmes, indiscutables, ne répondent pas à la totalité des faits.

L'action chimiotactique expliquerait, à la rigueur, l'hypoleucocytose initiale, puis, quand de négative elle devient positive (et bien qu'on ne saisisse pas la raison de ce changement de signe), l'hyperleucocytose secondaire, mieux encore l'hyperleucocytose *primitive* admise par Besredka ; mais cette théorie ne peut rendre compte de la baisse leucocytaire au déclin des infections. Il faut alors recourir à l'hypothèse d'une destruction des leucocytes dont certains symptômes concomitants fournissent une preuve indirecte.

Camus et Pagniez, dans leurs expériences de 1910, font jouer un rôle important à la chute de la tension artérielle produite par les substances qui donnent aussi de la leucopénie, mais si tout abaissement de la pression sanguine entraîne de l'hypoleucocytose la réciproque est loin d'être vérifiée ; certaines diminutions du chiffre leucocytaire en sont complètement indépendantes et la pression artérielle est influencée par d'autres facteurs.

Toutes ces théories ne font nullement intervenir la notion de LEUCOLYSE. En ce qui concerne l'hypoleucocytose peptonique, certains auteurs, et parmi eux Tchistowitch, la repoussent, pour cette raison que la peptone *in vitro* ne produit pas de destruction leucocytaire. Outre qu'il serait difficile de conclure de l'action *in vitro* à l'action *in vivo*, cet argument ne serait valable que si ces substances en injections intraveineuses agissaient directement sur les leucocytes, mais nous le verrons, l'ensemble des phénomènes observés relève d'un mécanisme plus complexe. D'ailleurs, Delezenne a constaté *in vitro* le pouvoir destructeur des agents anticoagulants du groupe de la peptone employés à une dilution convenable, et tout en reconnaissant le rôle adjuvant des divers facteurs (vaso-dilatation, abaissement de la pression sanguine) dans la production de l'hypoleucocytose consécutive à ces injections, il admet l'*action leucolytique* propre de ces substances.

Ceci nous ramène à la théorie de *la leucolyse* la plus séduisante, déjà exprimée dans de nombreux travaux, mais qui faute d'une démonstration directe, donnait prise aux objections de ses adversaires.

**Leucolyse.** — Les arguments qui militent en sa faveur sont de divers ordres.

PREUVES INDIRECTES. DISCUSSION. — Holtzmann avait déjà montré le rôle de la rate dans la *destruction leucocytaire*. Levaditi, Dominici ont de même tiré des preuves de leurs examens anatomo-pathologiques. Mais pour évaluer la leucolyse les méthodes étaient bien approximatives.

**Coagulation sanguine.** — L'augmentation de la coagulabilité du sang en traduirait assez exactement le degré. Mais ce principe est discutable. Il suppose que le fibrin-ferment dont dépend la coagulabilité est un produit de la désintégration leucocytaire : cette opinion est aujourd'hui contestée et l'on admet plutôt, depuis les recherches d'Arthus, qu'il s'agit d'une véritable sécrétion des leucocytes liée à leur activité et non d'un phénomène cadavérique.

La mesure de la coagulabilité sanguine était d'ailleurs trop mal fixée jusqu'au travail de Marcel Bloch, les résultats étaient trop inconstants et trop variables pour qu'on la retienne comme preuve solide et qu'on y attache la moindre valeur.

Le dosage de *l'alcalinité du sang* ne peut servir davantage à mesurer la leucolyse. Le rapport entre ces deux ordres de faits n'existe que dans certaines espèces animales et est inutilisable chez l'homme.

**Élimination d'acide urique.** — L'abaissement du chiffre leucocytaire si net et si brusque dans les infections se terminant par crise, la pneumonie entre autres, est accompagné de phénomènes critiques dont l'élimination d'acide urique lui paraît le plus étroitement lié. C'est là une preuve indirecte de la leucolyse en même temps qu'un moyen de la juger. Cette interprétation demande quelques réserves.

Rubinato conclut à un rapport constant, dans divers états morbides, entre l'acide urique excrémentiel et le nombre de leucocytes en désagrégation dans le sang circulant, qui en seraient la source principale. Robin et Weil ont noté que dans les infections à forte leucocytose, les injections de ferments métalliques provoquent à la fois de la leucolyse et une augmentation de l'acide urique. Les ferments leucocytaires mis ainsi en liberté agissant comme « hydratants et oxydoréducteurs dans l'organisme » produiraient la formation de l'acide urique et de l'urée. Mais d'autres tissus peuvent y participer et l'acide urique ne provient pas directement ni exclusivement des leucocytes détruits. Ainsi chez les cancéreux où la leucolyse est intense mais où les leucocytes sont pauvres en diastases, l'excrétion d'acide urique n'est pas augmentée. Zoja évalue la destruction des globules blancs par le dosage des corps puriniques.

Brites constate chez les individus normaux le parallélisme de la courbe des leucocytes et de l'acide urique. Il l'a retrouvé, moins net, dans des varioles à forme bénigne ou de moyenne gravité; mais dans les formes hémorragiques l'excrétion de l'acide urique augmentait davantage, surtout à l'approche de la mort, traduisant la destruction des nucléines cellulaires dans tout l'organisme.

La relation pourtant assez étroite entre l'élimination de l'acide urique et la destruction leucocytaire souffre trop d'exceptions pour conserver une valeur réelle, et une méthode de mesure ainsi fondée serait encore trop indirecte.

PREUVES DIRECTES. — Avec Botkine, on arrive à une preuve directe de la leucolyse et à un procédé d'évaluation un peu flottant mais qui n'en constitue pas moins une avance dans l'étude de cette question. Il précise la signification des éléments pâles, mal colorés, retrouvés sur les étalements de sang faits au cours de certaines maladies (pneumonie, fièvre typhoïde) et il mesure l'intensité de la leucolyse par le pourcentage de ces formes leucocytaires en voie de destruction. Il étudie en outre le pouvoir dissolvant sur les leucocytes des plasmas prélevés chez les mêmes malades et en déduit qu'il est en rapport inverse avec l'abondance des formes fragiles : très marqué pour un sang de pneumonique avec forte hyperleucocytose et leucocytes bien conservés ; très faible pour un sang de typhique renfermant des formes de dissolution nombreuses, et dont le plasma est saturé des produits de cette destruction. Il réfute en même temps l'objection faite à sa méthode, à savoir que ces formes anormales résulteraient du traumatisme de l'étalement : il existe en effet des leucocytes intacts à côté des leucocytes modifiés et les altérations répondant à des types définis ne sauraient être attribuées à des actions mécaniques.

Il inaugure deux modes d'investigation : la mesure de la leucolyse (la *leucocytolyse* suivant son expression) par la numération des leucocytes altérés, et l'étude de l'action *in vitro* des sérums et plasmas sur les leucocytes. Cette recherche du *pouvoir leucocytolytique* a été reprise par un élève de Botkine, Manoukhine, qui en a donné une méthode nouvelle et en a tiré des conclusions importantes. Ces deux ordres de faits ne sont pas forcément parallèles, mais plutôt inversement proportionnels, d'après Botkine et pour cela il était intéressant de les rapprocher pour mieux en comprendre les relations.

# CHAPITRE II

## LEUCOCYTOLYSE

### § 1. — Sur l'existence de la leucocytolyse et des leucocytolysines.

La leucolyse est bien prouvée par des arguments indirects et par les constatations irréfutables de Botkine et d'autres auteurs dans leurs examens hématologiques, *mais il reste à déterminer le mécanisme qui la produit.*

On pourrait admettre, pour l'hypoleucocytose consécutive à des injections intraveineuses de substances, leucocytolytiques *in vitro*, qu'elles agissent directement par leur présence (bien que ce fait prête à discussion, et que leur effet à la dilution obtenue ne doive être singulièrement atténué) mais les phénomènes ultérieurs n'en seraient pas moins incompréhensibles. Botkine a déjà écrit que « ce n'est qu'au premier moment que les substances introduites dans le sang agissent sur les globules blancs par elles-mêmes; plus tard ce sont les corps albuminoïdes formés à leurs dépens dans le sang qui détruisent les leucocytes ». A plus forte raison est-on obligé de faire intervenir une autre hypothèse lorsque la leucolyse est produite par l'injection de substances, indifférentes vis-à-vis des globules blancs.

En réalité le phénomène est plus complexe. D'après ce qui est admis des phénomènes de cytolyse, on pourrait conclure par analogie à l'existence de *leucocytolysines*, comparables aux hémolysines et autres ferments *cytolytiques*.

L'étude des hémolysines, déjà très complète, est simplifiée de ce fait que leur action est facile à constater par la diffusion de la matière colorante ; celle des *leucocytolysines* est au contraire à peine ébauchée et il faut arriver aux publications de Manoukhine pour avoir une idée de la fréquence de leur intervention dans les états physiologiques et pathologiques. Il en a facilité la recherche par sa méthode personnelle qui donne une mesure directe des propriétés leucocytolytiques des sérums.

**Leucocytolyse. Définition.** — Leucolyse et leucocytolyse, ce dernier mot ayant un sens plus précis et moins compréhensif, sont quelquefois synonymes ; mais si la leucolyse résulte en général d'actions leucocytolytiques, elle est produite aussi par des actions physiques ou chimiques plus simples. Certains agents détruisent les leucocytes par suite de conditions physiques spéciales, ressortissant aux phénomènes d'osmose ; d'autres par leurs propriétés chimiques ou leur toxicité (par exemple la leucocidine extraite du staphylocoque doré) et il faut tout d'abord séparer les *leuco-*

*toxines* des *leucocytolysines* vraies, plus intéressantes en pathologie générale.

Manoukhine ne reconnaît que les *iso ou autoleuco-cytolysines* comme *leucocytolysines légitimes*, et il rattache au groupe des *leucotoxines* celles qui détruisent les leucocytes d'une espèce étrangère. Cette distinction ne nous paraît pas justifiée. Il existe des *hétéro-leucocytolysines* présentant tous les caractères des ferments cytolytiques et qui ont été les premières étudiées.

**Hétéro-leucocytolysines.** — La destruction des leucocytes par des sérums sanguins d'origine étrangère est une constatation déjà ancienne. Matel et Delezenne parlent d'une *leucotoxine*.

Goodman étudie les *leucocytotoxines naturelles* par les modifications de l'affinité colorante des éléments mis à leur contact. Le sérum humain détruit les leucocytes du chien ; le sérum de mouton, les leucocytes du lapin, etc. L'auteur a séparé ces leucocytotoxines des hémolysines par des épreuves de saturation. Dans les maladies où la leucocytose est manifeste, elles augmenteraient parallèlement à la leucocytose même

Elles rentrent bien dans la catégorie des *lysines* et sont formées de deux *substances*, l'une *thermostabile spécifique*, l'autre *thermolabile* banale. Elles sont inactivées par chauffage à 55° pendant 3o minutes, et l'auteur a pu les réactiver. Il en a réalisé la fixation artificielle sur les leucocytes.

Christian juge l'action du sérum sur les leucocytes par la disparition des mouvements amiboïdes.

Metchnikoff et Besredka ont obtenu une *leucotoxine arlificielle*. Ces expériences ont été reprises par Reeser. Les sérums leucocytotoxiques spécifiques donnent des altérations morphologiques semblables à celles que nous retrouverons à propos de la résistance leucocytaire. Ils seraient aussi agglutinants.

De tout cela ressort l'analogie avec les hémolysines. Il y a ainsi, des *leucocytolysines* ARTIFICIELLES et NATURELLES et parmi ces dernières des ISOLEUCOCYTOLYSINES et des AUTOLEUCOCYTOLYSINES, qui ont été spécialement étudiées par Manoukhine.

**Leucocytolysines. Résultats expérimentaux.** — Manoukhine, élève de Botkine a continué ses travaux dans un esprit différent et avec une méthode nouvelle. Nous résumerons d'abord les conclusions de ses recherches expérimentales.

Il a établi des courbes *des variations leucocytaires* à la suite des injections de diverses substances : peptone, encre de Chine, toxines de staphylocoques blancs, toxines de pneumocoques, toxines d'Eberth, émulsion de staphylocoques, émulsion de pneumocoques. Dans toutes ces expériences faites sur le lapin par injections intra-carotidiennes les tracés sont comparables.

On observe d'abord de l'hypoleucocytose, puis vers la 18ᵉ heure une augmentation du nombre des leucocytes et de nouveau un abaissement de ce chiffre vers la 48ᵉ heure. Avec une émulsion de *pneumocoques* tués par la chaleur, l'hyperleucoytose s'est produite plus tôt et l'ascension a été plus haute et plus rapide.

Pour confirmer son hypothèse de l'intervention des leucocytolysines dans ces variations, et interpréter les résultats, Manoukhine a recherché les propriétés leucocytolytiques des sérums ou plasmas prélevés pendant ces phases d'hypo et d'hyperleucocytose.

Après *l'injection de peptone de Witte* à la période d'hyperleucocytose, le pouvoir leucocytolytique est marqué.

Bien que la peptone à certaines doses détruise *in vitro* les globules blancs, il est difficile de comprendre qu'ainsi diluée, *in vivo*, elle exerce une action aussi forte si l'on n'invoque pas un déterminisme plus complexe. D'ailleurs au taux employé, Manoukhine n'a pas retrouvé *in vitro* cette leuconocivité.

Malgré une hypoleucocytose manifeste, il n'existe pas à ce moment de propriétés leucocytolytiques nettes du sérum, avec les *injections d'encre de Chine*. Le mode d'action de ces deux substances *dont le résultat est apparemment le même, n'est pas identique*, et pour bien marquer cette différence, l'auteur a fait une série d'expériences simultanées, les lapins étant injectés, les uns avec de l'encre de Chine les autres avec de la peptone. Dans les deux cas il y a hypoleucocytose primitive, mais tandis qu'avec les injections de peptone elle s'accompagne de l'apparition du pouvoir leucocytolytique, l'injection d'encre de Chine ne donne lieu à aucune constatation semblable, et *l'origine de l'hypoleucocytose est tout autre*.

Dans les observations relatives aux *toxines de sta-*

*phylocoques*, il y avait, 10 minutes après l'injection, une hypoleucocytose franche avec présence de leucocytolysines dans le sérum. Vingt-quatre heures après, l'hyperleucocytose coïncidait avec un pouvoir leucocytolytique insignifiant (inférieur à 3o p. 100, étalon de Manoukhine). A noter que les toxines de staphylocoques amènent une légère destruction leucocytaire, mais elle est assez faible et du reste, pour des considérations analogues à celles qui ont été exposées au sujet de la peptone, elle peut être négligée dans l'interprétation des résultats.

Les animaux ayant reçu une émulsion de *staphylocoques* présentent, 10 minutes après l'injection, de l'hypoleucocytose et de la leucocytolyse. Vingt-quatre heures après, il y a hyperleucocytose et la leucocytolyse est à peu près nulle. Déjà, 8 heures après, l'hypoleucocytose a disparu et la leucocytolyse a diminué.

Si l'injection est faite avec des staphylocoques tués par la chaleur, 10 minutes après il existe toujours de l'hypoleucocytose, mais le pouvoir leucocytolytique du sérum est beaucoup moins net que dans l'expérience précédente. Après 8 heures, on observe l'hyperleucocytose qui est plus forte au bout de 24 heures, tandis que la leucocytolyse obtenue est très faible et même inférieure à celle d'un sérum témoin.

D'ailleurs, avec le staphylocoque, et dans les deux séries d'expériences, la leucocytolyse n'est jamais très marquée.

Chez les lapins injectés avec des toxines de *pneumocoques*, la courbe des variations leucocytaires et celle du pouvoir leucocytolytique suivent une marche sensiblement égale. Les prises de sang faites 10 minutes et 3 heures après l'injection montrent une leucocytolyse légère, atténuée encore dans le sang prélevé au bout de 24 heures. L'hypoleucocytose a disparu à la huitième heure et est remplacée à la vingt-quatrième par de l'hyperleucocytose. Le parallélisme des deux ordres de variations n'est cependant pas absolu et la leucocytose évolue plus rapidement et plus brusquement que la leucocytolyse. Celle-ci disparaît plus tardivement que l'hypoleucocytose.

En comparant les résultats fournis par les toxines de pneumocoques et le sérum physiologique, on voit que la destruction leucocytaire est très faible et qu'elles ne sont pas leuconocives.

Ces courbes des propriétés leucocytolytiques sont *irrégulières* et coupées de nombreuses oscillations lorsqu'elles sont établies sur des examens assez fréquents.

L'injection d'une émulsion de *pneumocoques,* fournit des résultats analogues. La disparition de la *leucocytolyse* est en retard sur celle de l'hypoleucocytose et elle n'est pas complète lorsque l'hyperleucocytose est déjà franche.

La même émulsion donne *in vitro,* une légère destruction des leucocytes *négligeable,* si l'on se reporte au *tube témoin.* Elle doit se résoudre en des questions de tonicité.

L'injection de *toxine éberthienne* paraît agir de façon différente. *In vitro,* la destruction leucocytaire

est *nette*. Le sérum recueilli, 3 heures après, est forte
ment leucocytolysant, beaucoup plus que dans les expériences précédentes, et l'hypoleucocytose marquée..
La leucocytolyse plus faible après 24 heures est encore
manifeste.

Dans les cas où les injections entraînent la mort,
« elle survient en l'absence de leucocytolysines dans
le sang ».

L'explication des variations leucocytaires par des
variations correspondantes des propriétés leucocytolytiques répond à la majorité des faits.

L'hypoleucocytose ne saurait être attribuée à l'action directe des substances injectées qui, la toxine
typhique exceptée, influencent peu les leucocytes. Les
variations secondaires lui échappent de toute façon et
nécessitent une intervention nouvelle. Néanmoins le
pouvoir leucocytolytique du sérum n'est pas toujours
en cause.

A la suite des injections de peptone, de toxines, et
de microbes non atténués; l'hypoleucocytose coïncide
avec la leucocytolyse et paraît bien en être la conséquence ; mais la leucocytolyse fait défaut après les
injections d'encre de Chine — ou de pneumocoques et
staphylocoques tués par la chaleur.

Le transport par les phagocytes dans les organes
profonds suffit alors à produire l'hypoleucocytose
suivant le mécanisme mis en lumière par Werigo. La
théorie de l'école de Metchnikoff, d'après laquelle in-

terviennent seuls les actes phagocytaires régis par des phénomènes de chimiotaxie est trop exclusive et trop limitée, et dans les autres cas la *leucocytolyse* est indéniable.

L'hyperleucocytose qui succède, si elle dépend en partie de l'excitation chimique des organes leucocytopoiétiques par les substances injectées, reconnaît une autre origine : la présence dans le sang *d'antileucocytolysines*, anticorps des leucocytolysines, et dont l'existence est également démontrée par l'ensemble des recherches de Manoukhine.

La notion de leucocytolyse complète les données fournies par les numérations leucocytaires et en éclaire des points obscurs, ainsi que certaines particularités hématologiques des infections.

*Hypoleucocytose* n'égale pas toujours *leucocytolyse* et parfois le mécanisme est différent. Il en résulte que celle-ci ne peut être mesurée par de simples déterminations du chiffre des leucocytes.

La méthode de Manoukhine lui a permis de poursuivre ses recherches, de légitimer les déductions qu'il en a tirées, et de *prouver l'existence des ferments leucocytolytiques*.

### § 2. — Évaluation de la Leucocytolyse. — Choix de la méthode. — Procédés de Manoukhine. — Technique modifiée.

Le petit nombre des recherches directes sur la destruction leucocytaire est dû pour une part à la difficulté de s'arrêter à une méthode satisfaisante et pratique. Celles qui avaient été utilisées, étaient approximatives, et ne permettaient guère de dissocier les facteurs du phénomène, et d'en comprendre la signification. Les plus exactes consistaient à noter les altérations leucocytaires sur des frottis de sang.

**Diverses méthodes et Résultats.** — Clerc et Loeper dans leurs expériences avec le sérum d'anguille affirment la leucocytolyse par la constatation des formes altérées.

Vincent dans son travail « sur la leucolyse produite par l'hyperthermie expérimentale », étudie les variations quantitatives des leucocytes qu'il rapporte à *la leucolyse* par suite des modifications morphologiques observées sur les préparations. Elle se traduit par le gonflement du noyau qui prend moins bien les colorants, et lorsqu'elle est plus intense par la transformation du leucocyte en un amas vacuolaire.

Botkine le premier a étudié l'action *in vitro* des sérums sur les leucocytes; il la mesure par la numération des formes altérées sur les étalements. Cette méthode, qui révèle les propriétés du sérum lui-même, est encore imparfaite; elle ne tient pas compte des éléments détruits s'il en existe, et par conséquent, les résultats sont faussés : elle paraît plus susceptible de juger la résistance des leucocytes que le *pouvoir leucocytolytique*.

**Principe de la méthode.** — Pour cette dernière recherche, une méthode plus directe qui permettrait en même temps d'analyser le mode d'action serait préférable. Commode à instituer pour l'étude de l'hémolyse, elle est plus difficile à réaliser pour la leucocytolyse. La diffusion de l'hémoglobine qui traduit la lyse des globules rouges est aisément constatable et il est facile d'en mesurer l'intensité.

Pour les globules blancs on est obligé de recourir aux numérations successives après séjour dans le sérum à étudier, mais ici on se heurte à de nouvelles difficultés.

Dans des conditions particulières, il serait avantageux de porter les leucocytes isolés artificiellement dans les sérums à examiner, mais ce procédé ne peut être adopté dans la technique courante ; la séparation des leucocytes entraîne de longues manipulations pendant lesquelles ils ne sont pas eux-mêmes épargnés. Il est plus simple de faire un mélange de sang total avec le sérum étudié, dans lequel on pratiquera les numérations leucocytaires. Évidemment, le sang vecteur des leucocytes, doit être rendu incoagulable.

On pourrait s'adresser à la *défibrination*, mais elle est passible de l'objection déjà formulée. Elle altère les leucocytes dont un tiers au moins sont ainsi détruits.

Il reste donc à utiliser un sang d'épreuve recueilli dans une *solution anticoagulante*.

Des garanties sont exigées pour conserver à la méthode sa valeur. Le mélange obtenu doit être sensiblement isotonique et avoir une stabilité physique suffisante. La substance anticoagulante sera employée à dose convenable, c'est-à-dire supérieure au minimum

un étranglement, formant ainsi une sorte d'ampoule, on aspire le sérum jusqu'à un trait marqué d'avance sur la partie étirée (à 8 centimètres de l'extrémité environ). Puis on aspire à vide pour laisser libre cette partie que l'on remplit par deux fois avec le sang citraté. Les prises sont ainsi séparées par un index gazeux. On refoule le tout dans un verre de montre, et l'on fait une première numération. On reprend ensuite le mélange dans l'ampoule que l'on détache et scelle à la flamme. Après 24 heures on pratique la deuxième numération.

Ce procédé est en réalité fort peu précis. Sur des quantités si petites les erreurs inévitables sont relativement grandes et Manoukhine paraît y avoir maintenant renoncé.

Nous retiendrons les proportions en remarquant, toutefois, que le taux de citrate dans le mélange est plus faible (o.oo66 à o.oo7 par $cm^3$), comme il est facile de le calculer, que la dose recommandée. Pour y arriver le titre de la solution citratée sera de 3,6 pour 100 ou mieux de 4 p. 100.

PROCÉDÉ DE L'ÉPROUVETTE. — Le sérum est prélevé à l'aide d'une pipette calibrée de telle sorte que XIV gouttes égalent un centimètre cube (une goutte de sang provenant d'une piqûre du doigt aurait, d'après les déterminations de Manoukhine, une valeur de $1/14^e$ de $cm^3$). On porte dans un tube stérile VI à IX gouttes de sérum ou de plasma et quelques gouttes de solution anticoagulante de telle sorte que le titre, après addition du sang d'épreuve, atteigne les chiffres

indiqués. On ajoute à ce mélange le sang nécessaire,
obtenu par piqûre du doigt. On laisse couler sans pression, spontanément, en évitant le contact avec les parois de l'éprouvette. On mélange soigneusement pour
faire la première numération. On bouche le tube avec
de l'ouate qu'on recouvre d'un capuchon de caoutchouc
et on laisse à l'étuve pendant 24 heures avant de pro-
céder à la deuxième numération.

**Méthode modifiée.** — Nous avons repris ce procédé,
en nous conformant aux proportions qui nous ont *paru
les meilleures.*

Les propriétés leucocytolytiques et *antileucocytolytiques* sont encore évidentes, si le sérum ne représente plus que le 1/15ᵉ du mélange total ; mais pour la
commodité des expériences il est nécessaire de l'em-
ployer en quantité suffisante, d'autre part le sang
d'épreuve ne doit pas être trop dilué pour que les numérations soient plus faciles et les erreurs qu'elles
comportent non multipliées. Le degré de dilution a
peut-être une influence sur les résultats et il sera le
même dans toutes les expériences.

Le système de mélange de Manoukhine est bien im-
précis, pour donner un titrage approchant du chiffre
théorique.

Il n'est pas démontré en effet que les gouttes fournies par piqûre du doigt égalent 1/14 de centimètre cube ;
le volume des gouttes réglé par la tension superficielle,
dépend de nombreuses conditions et en particulier de
la surface d'écoulement. De plus il est très difficile
d'obtenir des pipettes donnant XIV gouttes au centi-

mètre cube. Ces réflexions nous ont conduite à modifier la technique.

**Détail de la technique.** — Les tubes employés sont étroits. Ils mesurent 9 millimètres de diamètre et 65 millimètres de hauteur. La partie fine du mélangeur Potain y est introduite aisément ; l'ampoule reste en dehors. Ils sont fermés avec des bouchons de caoutchouc qu'on lute à la paraffine pour éviter pendant le séjour à l'étuve, entre les deux numérations, la concentration du mélange. Répartie sur d'aussi petites quantités elle pourrait dissimuler une leucocytolyse même très forte.

Le sang d'épreuve, sur lequel on fait agir les sérums, est prélevé par ponction veineuse à l'aide d'une seringue graduée, préalablement remplie de solution anticoagulante dans les proportions exigées (1 pour 4), par exemple jusqu'à 1 centimètre cube ; on laisse alors monter le sang jusqu'à 5 centimètres cubes (1). Le sang recueilli contiendra o gr. 008 par centimètre cube, ce qui répond à la limite inférieure, suffisante pour éviter les altérations leucocytaires. Il est d'ailleurs utilisé aussitôt.

Dans chaque tube on met VI gouttes du sérum à examiner plus II gouttes de solution citratée. On agite soigneusement puis, avec une pipette jumelle, on ajoute X gouttes de sang citraté.

[Le mélange total a donc un titre satisfaisant (c'est-à-dire o,oo88 par cm³) très voisin de la limite supérieure].

(1) La solution anticoagulante renferme 4 gr. de citrate de soude pour 100 gr. de sérum physiologique à 8 p. 1000.

On agite pour rendre le mélange homogène et on compte les leucocytes. La prise avec la pipette de l'hématimètre sera faite de préférence dans la zone intermédiaire.

La dilution du sang dans le mélange et dans l'appareil à numération étant connue, il est facile de ramener au millimètre cube pour que les résultats soient tous comparables. On bouche les tubes ; on laisse à l'étuve pendant 24 heures. Au bout de ce temps on procède à la seconde numération. *La différence* entre les deux donne le nombre des leucocytes détruits. *Le rapport de ce chiffre* à celui de *la première numération* fournit *l'indice leucocytolytique du sérum examiné.*

**Numérations.** — Manoukhine s'arrête longuement à discuter la valeur des numérations leucocytaires, il accorde une grande importance à la technique suivie.

MODE DE NUMÉRATION. — Il a recours à la méthode et se sert de l'appareil de Thoma. Il compte au moins 500 leucocytes.

« Comme règle générale, j'ai compté les leucocytes dans 100 champs microscopiques, chaque champ ayant le diamètre de 11 côtés des petites cellules du quadrillage (= 11/20 de millimètre) et dans les cas où je n'ai pas trouvé sur cette surface de la chambre mes 500 leucocytes, je les ai comptés sur le reste de la chambre et comme je l'ai dit plus haut j'ai passé à la 2e et à la 3e chambre. Dans ces cas-là, en commençant la numération sur d'autres chambres, j'ai compté les globules sur toute la surface sans m'arrêter au chiffre 500, de sorte que le nombre des leucocytes numérés dépassait ordinairement celui indiqué par Thoma et Lyon.

« La formule de numération leucocytaire qui a été proposée par Thoma consiste en ceci : Prenons notre cas. Nous avons pris pour le diamètre du champ microscopique 11/20 de millimètre; donc le rayon de la circonférence sera R $= 11/40$ de millimètre. La surface d'un champ microscopique est P $= \pi\, R^2$, $\pi = 3,1416$, ou si l'on rejette les deux derniers chiffres $= 3,14$ et R$^2 = (\frac{11}{40})^2 = \frac{121}{1.600}$ d'où P $= \frac{3,14 \times 121}{1.600}$ millimètre carré. Le volume du champ microscopique Q est égal à la surface P multipliée par la hauteur de la chambre ou Q $= \pi\, R^2 h$; $h = 1/10$ de millimètre. Donc le volume du champ microscopique est Q $= \frac{3,14 \times 121}{1.600 \times 10} = \frac{3,14 \times 121}{16.000}$ millimètre cube. Dans ce volume nous faisons la numération du sang dilué; le sang non dilué aura un volume 10 fois moindre avec notre dilution au 1/10 $= \frac{3,14 \times 121}{16.000 \times 10}$ millimètre cube. En faisant la numération de 100 champs microscopiques nous obtenons le volume de 100 champs du sang non dilué $= \frac{3,14 \times 121 \times 100}{160.000} = \frac{3,14 \times 121}{1.600}$ millimètre cube. Supposons que nous avons trouvé dans ce volume de sang $n$ globules blancs. Un millimètre cube de sang contiendra le nombre des globules blancs ($x$), selon la formule:

$$x : n = 1 : \frac{3,14 \times 121}{1.600} = 1 : \frac{3,14 \times 121}{1.600} = \frac{1.600}{3,14 \times 121} \text{ d'où}$$

$x = \frac{n \times 1.600}{3,14 \times 121}$ ou un millimètre cube de sang contiendra le nombre des globules blancs $x = n \times 4,21$. »

Ceci n'est valable qu'avec un oculaire et un objectif donnés, correspondant à peu près à l'oculaire 2 et l'objectif 6 de l'échelle Stiassnie. La surface varie avec les oculaires et les objectifs employés d'où la nécessité d'une rectification pour ramener au millimètre cube.

En poursuivant des précisions excessives on accumule les causes d'erreur.

Manoukhine compte 100 champs microscopiques à la cellule de Thoma, soit une surface de 24 millimètres carrés environ, or le quadrillage ne représente qu'un millimètre carré et la surface totale de la cellule est aussi inférieure; il faut donc examiner plusieurs cellules pour ne pas s'exposer à compter plusieurs fois les mêmes éléments. De plus les champs microscopiques risquent d'empiéter les uns sur les autres, ou s'ils sont séparés, la numération est discontinue ce qui nuit à l'exactitude, car la répartition n'est pas uniforme. La profondeur de la cellule étant de 1/10 de millimètre, avec cette méthode on arrive à examiner péniblement 2 mmc. 4 environ.

Nous avouons, d'ailleurs, ne pas comprendre dans ces conditions, l'utilité de se servir d'une cellule très soigneusement graduée comme celle de Thoma pour ne pas tenir compte des divisions et se livrer à des *calculs si compliqués*.

Nous avons simplement fait nos numérations comme on a l'habitude de les pratiquer en France et pour plusieurs raisons *nous avons préféré l'hématimètre de Malassez* à celui de Thoma. D'abord, la pression de la lamelle étant toujours uniforme, grâce au ressort du compresseur, l'épaisseur de la chambre est plus égale, et le volume plus constant; et il paraît donner plus de sécuirté. La profondeur de la cellule est en général de 1/5 de millimètre et la partie graduée répond à 1 millimètre cube, tandis que dans la cellule de Thoma, le volume correspondant au quadrillage n'est que de 1/10 de millimètre cube. De cette façon, sans atteindre les chiffres de Manoukhine, on compte un *nombre suffisant de leucocytes*.

Pour les numérations, le sang ou le mélange est aspiré dans la pipette spéciale de l'hématimètre jusqu'au trait *1*, puis on remplit avec le liquide de dilution jusqu'au trait *11*. On mélange très intimement dans l'ampoule par agitation; on laisse échapper les premières gouttes de la pipette, et l'on porte sur la cellule de l'hématimètre une goutte assez petite pour qu'elle ne déborde pas et n'entraîne pas les leucocytes dans la rigole. D'ailleurs avec l'appareil de Malassez cet inconvénient n'existe guère et à l'application du ressort l'excès est attiré vers les bords de la lamelle. On laisse reposer pendant quelques minutes et on procède à la numération.

La partie divisée contient 100 rectangles groupés en dix bandes ; on compte dans toute cette partie bande par bande, et on a ainsi le nombre des leucocytes renfermés dans un millimètre cube de la dilution. Lorsqu'il s'agit d'une numération directe de sang, il suffit de multiplier par 10 (titre de la dilution) pour avoir le chiffre réel par millimètre cube.

Dans les mélanges pour les expériences de leucocytolyse, le sang pur ne représente plus que les 4/9. Pour ramener au millimètre cube il faut multiplier par $\dfrac{10 \times 9}{4} = 22,5$. On a ainsi des résultats analogues.

Le liquide de dilution employé est la solution acétique à 1/3 p. 100 qui a l'avantage de détruire les globules rouges ; nous y ajoutons un peu de bleu de méthylène pour faciliter les numérations, précaution d'autant plus utile, qu'après séjour en milieu citraté, les hématies sont plus résistantes. Quelques-unes persistent avec un aspect granuleux et pourraient être confondues avec des leucocytes en voie de destruction. Certains globules blancs altérés sont plus ou moins reconnaissables, et seront comptés ou non, suivant les cas, si bien qu'il intervient un coefficient personnel. D'autres sont *agglutinés* en amas créant des difficultés de numération. *Ne s'agirait-il pas d'un temps préparatoire de la leucocytolyse ?*


En général nous avons examiné plusieurs sérums avec le même sang d'épreuve (les erreurs accidentelles sont ainsi évitées).

**Dispositif des expériences.** — On dispose une série de tubes pour les divers sérums à examiner, plus deux tubes témoins contenant l'un du sérum normal, l'autre du sérum physiologique. Lorsqu'on a de nombreux sérums à examiner, il faut répartir par groupes (les tubes témoins restant communs), pour ajouter le sang d'épreuve ; car, si le mélange était fait pour tous les tubes à la fois, les numérations demandant un certain temps, le contact serait suffisant dans les derniers pour avoir déjà provoqué de la leucocytolyse et compromis le résultat définitif. Les premières numérations seront donc faites près du moment où a été opéré le mélange.

Au bout de 24 heures d'étuve à 37° on procède à la seconde numération, dans le même ordre, après avoir agité soigneusement chaque tube. Lorsque l'expérience est correcte les tubes ont un aspect particulier. Les éléments figurés, globules rouges et leucocytes (formant la couche superficielle) sont rassemblés au fond du tube, et au-dessus le plasma ne porte pas traces d'hémolyse, ce qui tend à prouver que les leucocytes détruits le sont bien par action spécifique, élective.

REMARQUES. — La numération initiale ne donne pas dans tous les tubes les mêmes chiffres. Manoukhine admet un écart maximum de 500 leucocytes. Certaines erreurs sont inévitables. Mais la technique n'est peut-être pas seule responsable, et il faut sans doute faire une part aux phénomènes d'osmonocivité dans les divers sérums. Pour cela d'ailleurs, dans le sérum physiologique la destruction immédiate est souvent marquée (1). Manoukhine compare le chiffre fourni par la

(1) La destruction immédiate est exceptionnellement le fait de

première numération dans le mélange, à celui de la numération directe du sang d'épreuve, et lorsqu'il est inférieur il conclut à une destruction immédiate liée au transport dans un milieu dont les conditions physiques et la tension osmotique sont différentes. Cette action est certaine, mais nous n'attachons pas d'importance à cette constatation : bien qu'on ramène toujours au mmc, les seringues ne sont pas assez parfaitement calibrées pour que le taux de la dilution soit d'une exactitude rigoureuse. L'écart entre la première et la seconde numération a plus de valeur que le chiffre absolu.

On peut voir déjà que les polynucléaires disparaissent de préférence, et que la deuxième cellule, si la leucocytolyse est franche, ne contient guère plus que des éléments mononucléés (1).

Parfois, sans qu'on puisse le prévoir, il se forme un coagulum dans le plasma qui surnage, ou même il y a coagulation en masse, et la deuxième numération est impraticable. Cet incident paraît dépendre de la solution anticoagulante qui sera renouvelée pour les expériences ultérieures.

**Recherches avec les plasmas.** — Nous nous sommes adressée pour l'étude des propriétés leucocytolytiques, au sérum, mais on peut opérer avec le plasma.

Le sang obtenu par ponction veineuse est recueilli dans la solution anticoagulante de la même façon que

propriétés leucocytolytiques très fortes qui se manifesteraient d'emblée.

(1) Le liquide de dilution renferme du bleu de méthylène.

le sang d'épreuve (1 de cette solution pour 4 de sang) [Manoukhine indique 2 parties pour 7 de sang].

On centrifuge, on décante le plasma à la pipette, en ayant soin de laisser assez de liquide au-dessus du culot pour ne pas aspirer les leucocytes réunis dans la zone superficielle.

Dans chaque tube on met IX gouttes de plasma, II gouttes de la solution citratée pour remédier à la teneur en citrate un peu faible, et X gouttes de sang d'épreuve citraté.

La marche à suivre est la même que précédemment. Le chiffre par lequel il faut multiplier est ici *26,25*.

Il semblerait que les recherches faites avec le plasma soient plus précises, les conditions physiques plus favorables, et la destruction immédiate moins forte. Ces avantages supposés sont effacés par les complications de technique qui en résultent, et enfin, nous l'avons constaté, dans quelques essais, le plasma expose à un grave inconvénient, la coagulation secondaire pendant le séjour à l'étuve, plus fréquenté.

L'utilisation du sérum, facile à recueillir sans précautions spéciales, est d'autant plus justifiée que les résultats sont identiques. (MANOUKHINE.)

**Critique de cette Méthode. Ses points faibles.** — Les propriétés leucocytolytiques des sérums s'atténuent par le vieillissement, elles ne sont plus que de moitié le 5e jour et nulles vers le 13e jour, d'où l'indication d'opérer avec des sérums fraîchement recueillis. Il est matériellement impossible d'examiner à mesure chaque sérum et on est obligé de grouper les expériences ; d'autre part la distribution des faits cliniques inégale ne fournit pas chaque jour un nombre de sérums suffisant ; il s'ensuit que dans la série de nos recherches, et dans chaque groupe, les sérums n'étaient pas tous de même date, et par conséquent la valeur du pouvōir leucocytolytique était modifiée. Les variations de la leucocytolyse importent plus que son degré. L'objection, négligeable lorsqu'il s'agit de sérums prélevés chez plusieurs sujets, est plus sérieuse dans le cas où les sérums provenant d'un seul malade sont examinés le même jour. Mais si la méthode n'est pas impeccable et si elle renferme une part d'inexactitude, l'ensemble des résultats n'est pas infirmé, et les courbes ne paraissent pas très changées.

Conditions d'expérience. — L'affirmation de la leucocytolyse demanderait des preuves qui ne peuvent être fournies à chaque fois. Il n'y a pas toujours leucocytolyse vraie. Les expériences en série montrent bien les divergences entre les deux modes de destruction : la destruction immédiate (non leucocytolytique) par actions physiques ou chimiques, et la destruction progressive due à la leucocytolyse. Cependant il ne faudrait pas être trop absolu, et l'on comprend très bien que des sérums nocifs pour les globules blancs par toxicité d'ordre chimique prolongent et renforcent leur action pendant tout le temps du contact, ajoutant ainsi une destruction secondaire, et qu'un fort pouvoir leucocytolytique se manifeste très rapidement.

En fait, seules les épreuves biologiques apportent une certitude; en pratique, heureusement, on peut conclure par analogie. Ces restrictions posées, quelles sont, au point de vue purement quantitatif, les conditions nécessaires pour affirmer la leucocytolyse?

Si la destruction est insignifiante, les écarts prévus et tolérés dans la technique suffisent à l'expliquer. Manoukhine exige au moins 30 p. 100 de destruction en raison des différences trouvées avec les sérums normaux. Ce chiffre nous paraît bien fort, et ces variations doivent plutôt être rattachées à la leucocytolyse physiologique, d'où la nécessité de prélever le sang dans des conditions bien définies.

En somme, nous le répétons, l'évolution de la leucocytolyse compte plus que le taux, et quand la destruction s'élève à 5 p. 100, d'après nos moyennes, nous croyons avoir le droit de parler de leucocytolyse.

La seconde numération donne parfois un chiffre supérieur à la première. Il y a faute de technique si la différence est grande; si elle est faible, elle rentre dans les erreurs permises qui ne sont pas forcément de même sens dans les deux numérations et arrivent à s'additionner. De plus, l'imprégnation par le citrate de soude paraît stabiliser certains leucocytes fragiles et les protéger contre l'action de la solution acétique qui les avait dissous dans le premier examen.

Enfin et surtout il faut penser à un facteur important : *l'intervention des antileucocytolysines*. L'existence de ces *antiferments* des leucocytolysines qui s'impose, a priori, est confirmée par un certain nombre de preuves sur lesquelles nous reviendrons.

Dans toute cette discussion il est implicitement contenu qu'il s'agit d'isoleucocytolysines, recherchées dans le mélange du sérum du malade avec un sang d'épreuve pris chez un sujet normal. Le pouvoir leucocytolytique s'exerce aussi bien sur les leucocytes du malade lui-même que sur ceux d'un autre individu, mais si le sang à examiner et le sang d'épreuve étaient les mêmes, les propriétés du sérum et du sang vecteur des leucocytes s'ajouteraient. D'autre part, la résistance de ces leucocytes est soit augmentée par protection contre l'influence du milieu, soit diminuée s'ils ont subi cette action; cette résistance leucocytaire varie suivant le moment physiologique et le moment de la maladie, et l'effet du sérum sur les leucocytes qui peuvent être modifiés dans deux sens différents serait masqué ou exagéré.

La confusion dans certaines recherches entre les propriétés sériques et leucocytaires, est responsable de bien des contradictions. Pour étudier certains phénomènes, il faut en isoler les facteurs et analyser très exactement la part de chacun d'eux. Sans ces précautions indispensables, le problème est posé sous une forme très difficile à résoudre, et laisse trop de champ à la libre interprétation.

Il est nécessaire de s'astreindre à une technique rigoureuse et d'opérer dans des conditions identiques.

Le sang d'épreuve fourni par un sujet normal est

vérifié au point de vue des propriétés leucocytolytiques et de la résistance des leucocytes. En effet, ces propriétés se manifestent avec des quantités minimes, et viendraient troubler les résultats, si le sang choisi n'était pratiquement indifférent.

L'action du sérum du malade sur ses leucocytes peut être recherchée en même temps, mais nous l'avons étudiée par le procédé indirect : l'évaluation de la *fragilité leucocytaire*.

# CHAPITRE III

## FRAGILITÉ LEUCOCYTAIRE

La notion de résistance leucocytaire est assez récente et les méthodes pratiques et bien réglées pour la mesurer ne commencent qu'avec les travaux de M. Achard.

Il existe néanmoins quelques publications antérieures, et nous les avons signalées dans notre exposé des preuves directes de la leucolyse.

Dès 1894, Botkine décrit minutieusement les altérations leucocytaires, dans la pneumonie et la fièvre typhoïde en particulier, et il démontre que ces aspects ne sont pas dus à une destruction artificielle, mais à une véritable « dissolution » par le plasma sanguin, puisqu'il y a des formes intactes, et qu'ils ne sont nullement quelconques, mais répondent à des types bien déterminés. Il en distingue quatre.

« Le premier est celui où le noyau commence à se dissoudre dans le protoplasma et à se colorer plus faiblement que ce dernier par un colorant basique ; le protoplasme à son tour se transforme rapidement en un anneau étroit intensivement coloré ; cette transformation se fait comme je l'ai remarqué grâce à la fonte des pseudopodes formés par les leucocytes. Dans le second type de dissolution, le noyau reste nettement isolé du protoplasma, il est intensivement coloré par le colorant basique, tandis que le protoplasma en se gonflant l'entoure comme un large manchon dans lequel apparaissent, par ci par là, des vacuoles au fur et à mesure de sa dissolution. Le troisième type de dissolution présente une combinaison des deux premiers : le protoplasma de coloration pâle entoure d'un manchon gonflé un noyau plus foncé qui s'est dissous dans son intérieur, comme c'est le cas dans le premier type. Dans le quatrième, le noyau est bien différencié du protoplasme ; ces deux parties de la cellule se gonflent et il arrive que le protoplasme se transforme peu à peu par petites parcelles, en une substance qui ne se colore plus ni par un colorant acide, ni par le basique : les leucocytes *transparents*. » Le pourcentage des « formes de dissolution » donne le taux de destruction.

Sous l'impulsion de Botkine, les recherches de cet ordre se multiplient jusqu'au travail de Manoukhine. Syrensky en 1908 a étudié, d'après cette classification, la leucocytolyse digestive.

### § 1. — **Méthode d'Achard. Épreuve de fragilisation.**

Cette méthode par simple étalement du sang ne peut marquer les nuances, et n'accuse que les grosses variations de la résistance. Pour des fragilités faibles, les résultats seront confondus. Il faut étendre l'échelle afin de révéler certains détails et, pour cela, recourir à un artifice qui rendra le procédé plus sensible et fournira un chiffre de résistance normale : la *fragilisation* par une SOLUTION LEUCONOCIVE. Les modifications morphologiques subies par les leucocytes après un séjour uniforme dans ce liquide seront classées et cotées pour évaluer cette résistance.

La méthode a été inaugurée par M. Achard.

De ses expériences sur les altérations cellulaires par les injections de solutions diverses (avec Loeper, Paisseau et Ramond), reproduites, *in vitro*, par Castaigne et Rathery, il résulte qu'elles doivent être attribuées, soit à de simples différences de concentration (tonolyse) soit au pouvoir toxique propre des solutions (toxolyse). Des substances toxiques produisent des effets semblables. Pour étudier la résistance leucocytaire, on peut choisir entre deux variétés de solution : les unes *toxiques*, les autres simplement *anisotoniques*.

Feuillié avait essayé une méthode analogue au procédé utilisé pour la résistance globulaire. Parmi des solutions de concentration différentes il notait le titre de celle où commençait la destruction (mesurée par numérations successives). Les résultats ont été surtout fournis par l'autre procédé.

Évaluation de la résistance. — La solution d'abord employée était une solution isotonique équimoléculaire d'urée et de chlorure de sodium légèrement citratée ($\triangle = -0°60$). Cette solution agissait par la toxicité

propre de l'urée. La solution ensuite utilisée était simplement hypotonique.

| | |
|---|---|
| Chlorure de sodium . . . . . . . | 2 gr. 50 |
| Citrate de soude . . . . . . . . | 2 gr. |
| Eau distillée. . . . . . . . . . | 1000 gr. |

Son point cryoscopique est à — 0°20. La technique
était la suivante :

Dans 6 à 8 cm³ de cette solution on porte une goutte
de sang. On agite. Après une demi-heure de contact,
à la température ordinaire, on centrifuge pendant
10 minutes. On décante et on étale le culot. La fixation est faite au liquide de Dominici, et la coloration
à l'hématéine-éosine.

Les polynucléaires sont classés en plusieurs groupes
ayant chacun son coefficient.

Au TYPE 5 répondent les polynucléaires intacts à
noyau bien coloré et bien divisé.

Dans le TYPE 4 le protoplasma est net, les noyaux
à lobes réunis sont contournés en S ou C.

Dans le TYPE 3, le noyau plus étalé devient cylin-
drique, à peine incurvé et prend moins bien les colorants.

TYPE 2. Le noyau est arrondi, mal coloré; le protoplasme est rosé ce qui distingue ces éléments des
*mononucléaires* dont le protoplasma est à peine teinté.

TYPE 1. Le protoplasma peu distinct ne renferme que
des débris nucléaires.

Chaque variété est multipliée par son coefficient; par

addition on a la valeur leucocytaire totale des éléments comptés. En représentant par 100 la valeur obtenue si tous les leucocytes avaient le coefficient 5, il est facile de ramener à cette échelle d'après le nombre des polynucléaires examinés. La résistance leucocytaire moyenne chez un sujet normal est de 70.

Les modifications des polynucléaires, éléments les plus fragiles et les plus impressionnés en général dans les infections sont seules évaluées ; s'il y a des éléments disparus il n'en est pas tenu compte dans ces chiffres. Mais la méthode permet aussi de mesurer la résistance des lymphocytes. Ils sont répartis en 3 groupes, suivant le degré. A la résistance 3 ils ont conservé l'aspect normal.

Ceux du type 2 présentent un noyau moins intensivement coloré, et entouré d'une large bande protoplasmique.

Ceux qui appartiennent au type 1 ont un noyau pâle. inclus dans un protoplasma déchiqueté.

Dans les recherches plus récentes MM. Achard et Feuillié ont modifié légèrement cette technique. Le liquide employé a une concentration plus forte et altère moins les formes fragiles qui disparaîtraient avec le précédent.

Il est obtenu par le mélange :

Solution isotonique.

| | | |
|---|---|---|
| Chlorure de sodium . . | 7 gr. 5 | |
| Citrate de soude . . . | 6 gr. | XX gouttes. |
| Eau distillée. . . . . | 1000 gr. | |
| et Eau distillée pure . . | X gouttes. | $\triangle = -\ 0°40.$ |

On laisse tomber une goutte de sang, puis au bout de 20 minutes on ajoute une goutte de formol, on centrifuge et on étale.

L'évaluation de la résistance est faite suivant le même principe.

Feuillié compte 100 polynucléaires. Pour chaque sorte il ramène au chiffre indiqué par le coefficient et additionne les résultats. La résistance idéale serait ici 500, la résistance normale est de 400 en moyenne. Au-dessous de 350, il y a diminution nette.

On vérifie si des polynucléaires ne sont pas totalement détruits, en comparant la formule leucocytaire du sang non fragilisé, et celle du sang ayant subi l'épreuve.

Discussion. — Ce procédé soulève quelques objections. Pour que la classification soit acceptable il faudrait que les altérations en milieu hypotonique se fissent régulièrement suivant les types décrits ; M. Achard exprime cette opinion. Si la tonicité du liquide est diminuée, les formes 1, 2, 3 augmentent, mais rentrent dans les groupes établis.

Avec la technique modifiée qui nous a servi, nous avons remarqué des exceptions à cette loi : dans certains polynucléaires à protoplasma éclaté, disloqué, ou ne formant plus qu'une masse vacuolaire, répondant de façon évidente au coefficient le plus faible, la lobulation du noyau ou plutôt de l'ombre du noyau est encore bien visible.

D'ailleurs, entre tous ces types de destruction, existent de nombreux intermédiaires difficiles à ranger dans l'une ou l'autre catégorie, et le facteur personnel a une trop large part.

Il n'est considéré dans cette méthode qu'une sorte d'éléments, les polynucléaires les plus fragiles et les plus importants. Or, l'intégrité des lymphocytes n'est pas absolue, et ils n'entrent pas en ligne. Ou, si l'on veut mesurer la résistance globale, elle ne peut être exprimée sous une forme commode. L'étalon pour les deux variétés d'éléments n'est pas le même et il est impossible d'avoir une moyenne exacte : on arriverait parfois au même chiffre pour des résistances inégales, suivant la combinaison de la formule leucocytaire et des éléments altérés.

Mais cette méthode a le très grand mérite d'ouvrir une voie nouvelle et de servir de base aux recherches analogues.

### § 2. — **Méthode adoptée. Évaluation de la fragilité.**

Nous nous sommes ralliée, après quelques essais comparatifs, au procédé de Carles et Mauriac (1) repris par leur élève Secousse, qui a fait de la *fragilité leucocytaire* le sujet de sa thèse inaugurale. Avec quelques variantes, notre technique est la même.

La solution employée est une solution citratée et stérilisée, suivant la dernière formule indiquée par Achard et Feuillié.

Dans un tube à centrifuger on met XX gouttes de

(1) *Journal de Médecine de Bordeaux*, 4 mai 1913.

cette solution et X gouttes d'eau distillée. On laisse tomber une goutte de sang. Après 20 minutes de contact, on centrifuge pendant 10 minutes (sans addition préalable de formol). On décante et on prélève une goutte du culot avec une pipette réservée à cet usage pour que le volume soit toujours égal, et les résultats plus comparables (1). L'étalement est fait sans pression à l'aide d'une lame comme pour un frottis de sang.

On sèche, on fixe à l'alcool-éther, et on colore par l'hématéine-éosine.

La méthode qui jusqu'ici rappelle la méthode primitive s'en sépare par le **mode de numération.**

Beaucoup de leucocytes présentant divers degrés d'altérations sont néanmoins faciles à classer, tandis que d'autres ont un aspect spécial : ils constituent des masses vacuolaires, violet pâle, uniformes, ou renfermant des ombres nucléaires plus ou moins distinctes (qui permettraient dans certains cas de les identifier). Mais l'état particulier du protaplasma les fait ranger dans les *leucocytes détruits* (ces éléments correspondent en partie au type I de l'échelle d'Achard pour les polynucléaires). Le pourcentage *de ces formes* indiquera non *la résistance* mais plus exactement la *fragilité leucocytaire.*

D'un bout à l'autre de l'étalement la répartition n'est pas égale ; et il importe d'examiner sur toute la

(1) Les globules rouges dans les conditions ordinaires ne sont pas hémolysés et forment la majeure partie du culot. Le liquide qui surnage est *incolore.*

longueur, par bandes. Pour avoir un pourcentage exact, il faut, en outre, compter un nombre suffisant d'éléments, et parcourir une ou plusieurs bandes longitudinales suivant la richesse en leucocytes. En pratique nous avons généralement compté tant sur les lames de sang que sur celles de sang fragilisé au moins 5oo leucocytes (1).

CRITIQUE. — Cette méthode supprime quelques nuances et laisse de côté les degrés de résistance des polynucléaires. C'est là son point faible, car si l'altération s'arrète aux types 2-3, elle passera inaperçue, mais elle a l'avantage de donner la fragilité globale sans excepter aucun élément ; sa simplicité la rend pratique et en étend l'application.

La comparaison des deux formules obtenues, avant et après fragilisation, montre à quels dépens se fait la destruction ; l'aspect des polynucléaires sur les lames de sang non fragilisé, donne une vague idée de leur résistance.

De petites difficultés surgissent au cours de certains examens. Lorsque la fragilité est très grande, les débris leucocytaires ne forment plus qu'un amas en réseau étalé, à peine visible et qu'on laisserait aisément échapper ; de plus, quelques éléments disparaissent, d'où l'utilité de l'établissement des deux for-

(1) Le chariot mobile adapté à la platine du microscope est utile ; il permet d'aller régulièrement d'un bout à l'autre de la préparation sans s'exposer à compter plusieurs fois les mêmes éléments. La numération est continue, plus rapide et plus précise.

mules. Si elles ne sont pas concordantes, c'est que les leucocytes les plus fragiles ne se retrouvent pas sur les lames et la fragilité est inscrite à un taux trop bas. Mais l'erreur n'est pas facile à corriger, car dans la deuxième formule le classement n'est pas irréprochable, et les *polynucléaires* des types 2 et 3 sont confondus parfois avec les *mononucléaires* dont ils ne se distinguent que par de très petites différences de coloration.

Les éosinophiles souvent plus abondants chez l'enfant se devinent, lorsqu'ils sont détruits, aux granulations dissociées et essaimées autour de débris nucléaires.

## Recommandations d'ordre général.

Les variations physiologiques de la leucòcytose sont depuis longtemps connues, et l'histoire de la leucocytose digestive en particulier est très chargée.

Syrensky a étudié la leucolyse dé la digestion par la recherche des formes de dissolution; et Kronulitzky l'a rattachée à la leucocytolyse.

Pour nos recherches nous avons prélevé le sang en général à la même heure, et chez les sujets à jeun.

La leucocytolyse digestive et toute intervention secondaire ainsi écartées, la destruction et la fragilité leucocytaires relèvent bien de l'infection ou de l'état du malade.

Les prises étaient faites par ponction veineuse facile dans l'ensemble, même chez les plus jeunes enfants. En même temps nous faisions l'épreuve de la fragilité leucocytaire et souvent une numération leucocytaire directe.

Cette numération, seule méthode utilisée pendant longtemps avec la recherche de l'équilibre leucocytaire, est intéressante à opposer aux autres résultats.

### Recherches justificatives.

Le titre de citrate de soude adopté dans nos mélanges est celui que Manoukhine a établi par de nombreux essais, et nos expériences de contrôle nous ont montré en effet qu'il n'y avait à ce taux qu'une destruction secondaire insignifiante. Souvent on observe une destruction immédiate ; mais il est des causes d'erreur inévitables : les proportions avec des seringues parfois mal calibrées ne sont pas rigoureuses, et la destruction peut n'être qu'apparente et la différence, venir de la dilution. Le titre est donc un peu approximatif, mais il suffit qu'il reste compris dans les limites indiquées et ces limites permettent un certain glissement.

Dans ces expériences les tâtonnements nous ont été épargnés grâce au travail de Manoukhine et nous avons seulement vérifié ses conclusions en nous rapprochant des chiffres théoriques, c'est-à-dire que le sel anticoagulant entrait dans les mélanges à une dose de 0,008 à 0,009 par centimètre cube, et de préférence, voisine de la limite supérieure.

### Mélanges citratés.

   — Numération leucocytaire immédiate. . .   4700
       Après 24 heures d'étuve . . . . . . .   4475
         Destruction leucocytaire $= 4,7$ p. 100

II. — Mélange citraté . . . . . . . . .   9504
     24 heures après . . . . . . . . .   9696
         Destruction nulle.

III. — Mélange citraté. . . . . . . . .   4625
     24 heures après. . . . . . . . .   3735
       Destruction $= 15,4$ p. 100.

Elle doit être attribuée au pouvoir du sérum vecteur qui s'est montré leucocytolysant dans une expérience de recherche directe.

IV. — Mélange citraté. . . . . . . . . .   8550
     24 heures après. . . . . . . . . . .   8750
       Destruction nulle.

V. — Mélange citraté. . . . . . . . . .   5000
     24 heures après. . . . . . . . . . .   5125
       Destruction nulle.

VI. — Mélange citraté. . . . . . . . . .   4900
     24 heures après. . . . . . . . . . .   4955
       Destruction nulle.

VII. — Mélange citraté. . . . . . . . . .   6525
     24 heures après . . . . . . . . . .   6750
       Destruction nulle.

VIII. — Mélange citraté . . . . . . . . . 7100
24 heures après . . . . . . . . . 6975
Destruction = 1,7 p. 100.

IX. — Mélange citraté. . . . . . . . . . 6800
24 heures après. . . . . . . . . . 6000
Destruction = 11,8 p. 100.

Sang démontré légèrement leucocytolysant par d'autres épreuves.

X. — Mélange citraté . . . . . . . . . . 4000
24 heures après. . . . . . . . . . 3875
Destruction = 3,1 p. 100.

XI. — Mélange citraté. . . . . . . . . . 7400
24 heures après. . . . . . . . . . 5525
Destruction = 25 p. 100.

Sérum leucocytolysant.

XII. — Mélange citraté . . . . . . . . . 4075
24 heures après . . . . . . . . . 4125
Destruction nulle.

XIII. — Mélange citraté . . . . . . . . . 7920
24 heures après . . . . . . . . . 7987
Destruction nulle.

XIV. — Mélange citraté . . . . . . . . . 6727
24 heures après . . . . . . . . . 6840
Destruction nulle.

XV. — Mélange citraté . . . . . . . . . 9750
24 heures après. . . . . . . . . . 8475
Destruction = 13 p. 100.

Le titre de citrate de soude était fort, le chiffre de leucocytose
élevé et les globules blancs un peu fragiles ;

XVI. — Mélange citraté . . . . . . . . . .   6404
  24 heures après. . . . . . . . . .   6225
   Destruction = 2,8 p. 100.

XVII. — Mélange citraté. . . . . . . . .   6225
  24 heures après. . . . . . . . .   6000
   Destruction = 3,6 p. 100.

XVIII. — Mélange citraté . . . . . . . .   5100
  24 heures après . . . . . . . .   5000
   Destruction = 1,9 p. 100.

XIX. — Mélange citraté . . . . . . . . .   7900
  24 heures après . . . . . . . .   7100
   Destruction = 2,7 p. 100.

XX. — Mélange citraté . . . . . . . . .   7625
  24 heures après . . . . . . . .   7275
   Destruction = 4,5 p. 100.

La destruction est dans l'ensemble très faible et presque toujours inférieure à 5 p. 100 ou nulle.

Dans les cas où elle a été plus forte (au-dessus de 10 p. 100) elle était due aux propriétés du sérum vecteur reconnues par d'autres recherches.

Elle est donc négligeable, et d'autant plus, qu'elle est atténuée par suite de la dilution du sang d'épreuve dans le mélange pour l'étude des propriétés leucocytolytiques.

Lorsqu'elle est nulle, on pourrait craindre si ce sang est employé comme sang d'épreuve, la présence d'antileucocytolysines, mais dans les recherches en série l'attention serait éveillée : les propriétés leucocytolytiques prévues seraient neutralisées ou diminuées et les résultats paraîtraient suspects. En se protégeant contre les variations physiologiques, le sang d'un individu normal est presque toujours *indifférent*.

# CHAPITRE IV

## POUVOIR LEUCOCYTOLYSANT ET FRAGILITÉ LEUCOCYTAIRE CHEZ LES SUJETS NORMAUX

Observation 1.

*Adulte. Sang normal.*

**Formule leucocytaire.**

| SANG non fragilisé. | | | | SANG fragilisé. |
|---|---|---|---|---|
| 68 | . . . | Polynucléaires. . . . | 58 |
| 27 | . . . | Lymphocytes (petits et moyens) | 28 |
| 2,8 | . . | Grands Mononucléaires. | 2 |
| 0,4 | . . | Formes de transition. | |
| 0,2 | . . | Basophiles . . . . | » |
| 1,6 | . . | Eosinophiles. . . . | 1,5 |
| | | Leucocytes détruits. . | 10,4 % |

*Fragilité leucocytaire :*

10,4

*Pouvoir leucocytolysant :*

»

La destruction s'est faite au dépens des polynucléaires.

## OBSERVATION 2.

Thérèse B..., 14 ans.

Numération leucocytaire = 5. 910.

**Formule leucocytaire.**

| SANG non fragilisé. | | | SANG fragilisé | |
|---|---|---|---|---|
| 59,6 | . . | Polynucléaires . . . | 50 | |
| 34,4 | . . | Lymphocytes . . . | 31 | |
| 1,1 | . . | Mononucléaires . . . | } 1,2 | |
| 0,6 | . . | Formes de transition . | | |
| 0,3 | . . | Basophiles . . . . | 0,3 | Sérum + sang d'épreuve = 3.285 |
| 4 | . . . | Eosinophiles. . . . | 3,6 | 24 heures après. . . = 3.038 |
| | | Leucocytes détruits. . | 13,2°/₀ | Leucocytolyse. . . . = 6,4°/₀ |

*Fragilité leucocytaire :*
13,2

*Pouvoir leucocytolysant :*
6,4

## OBSERVATION 3.

Lucienne Ha..., 12 ans 1/2.

Numération leucocytaire = 5.620.

**Formule leucocytaire.**

| SANG non fragilisé | | | SANG fragilisé | |
|---|---|---|---|---|
| 55,4 | . . . | Polynucléaires. . . | 47,6 | |
| 35,2 | . . . | Lymphocytes. . . | } 35,7 | |
| 1,1 | . . . | Mononucléaires . . | | |
| 0,8 | . . . | Formes de transition. | | |
| » | . . . | Basophiles . . . | | |
| 7,4 | . . . | Eosinophiles . . . | 7,8 | |
| | | Leucocytes détruits. | 8,7°/₀ | |

*Fragilité leucocytaire :*
8,7

*Pouvoir leucocytolysant :*
»

## OBSERVATION 4.

Marthe Fr..., 13 ans 1/2.

Numération leucocytaire = 5.220.

**Formule leucocytaire.**

| SANG<br>non fragilisé. | | SANG<br>fragilisé. |
|---|---|---|
| 47,1 . . . . | Polynucléaires. . . | 31,9 |
| 49,4 . . . . | Lymphocytes. . . | 50,2 |
| 0,9 . . . | Mononucléaires . . | } 1,1 |
| 0,8 . . . | Formes de transition. | |
| | Basophiles . . . | |
| 1,7 . . . | Eosinophiles . . . | 1,4 |
| | Leucocytes détruits. | 15,4 °/₀ |

Sérum + sang d'épreuve = 6.750
24 heures après . . . = 6.997
Leucocytolyse . . . . = nulle.

*Fragilité leucocytaire :*
15,4

*Pouvoir leucocytolysant :*
0

## OBSERVATION 5.

Angèle Le G..., 14 ans.

Numération leucocytaire = 8.540.

**Formule leucocytaire.**

| SANG<br>non fragilisé. | | SANG<br>fragilisé |
|---|---|---|
| 43,3 . . . | Polynucléaires . . | 38,5 |
| 49,2 . . . | Lymphocytes. . . | 48 |
| 1,4 . . . | Mononucléaires . . | } 1,1 |
| 1,3 . . . | Formes de transition. | |
| 0,1 . . . | Basophiles . . . | |
| 4,7 . . . | Eosinophiles . . . | 3 |
| | Leucocytes détruits. | 9,3 °/₀ |

Sérum + sang d'épreuve = 6.750
24 heures après . . . = 6.480
Leucocytolyse . . . . = 4 °/₀

*Fragilité leucocytaire :*
9,3

*Pouvoir leucocytolysant :*
4

## OBSERVATION 6.

### Marthe R..., 12 ans 1/2.

### Numération leucocytaire = 7.250.

**Formule leucocytaire.**

| SANG non fragilisé. | SANG fragilisé. | |
|---|---|---|
| | | Sérum + sang d'épreuve = 8.527 |
| | | 24 heures après . . . = 7.807 |
| | | Leucocytolyse. . . . = 5,8 % |

| *Fragilité leucocytaire :* | *Pouvoir leucocytolysant :* |
|---|---|
| » | 5,8 |

## OBSERVATION 7.

### Cécile B..., 11 ans.

### Numération leucocytaire = 8.000.

**Formule leucocytaire.**

| SANG non fragilisé. | | SANG fragilisé. |
|---|---|---|
| 51,6 . . . | Polynucléaires . . | 49,9 |
| 43,7 . . . | Lymphocytes. . . | 42,1 |
| 1,4 . . . | Mononucléaires . . ⎫ | 0,9 |
| 1,4 . . . | Formes de transition. ⎭ | |
| 0,2 . . . | Basophiles . . . | |
| 1,6 . . . | Eosinophiles . . . | 1,9 |
| | Leucocytes détruits. | 5,1 % |

| *Fragilité leucocytaire :* | *Pouvoir leucocytolysant :* |
|---|---|
| 5,1 | 20 |

### OBSERVATION 8.

Jeanne D..., 13 ans 1/2.

Numération leucocytaire   ».

**Formule leucocytaire.**

|  |  |
|---|---|
| Sérum + sang d'épreuve = 8.167 | |
| 24 heures après .   .   . = 7.672 | |
| Leucocytolyse.   .   . : = 6  °/₀ | |

*Fragilité leucocytaire :*
»

*Pouvoir leucocytolysant :*
6

### OBSERVATION 9.

Germaine El..., 14 ans.

Numération leucocytaire = 7.560.

**Formule leucocytaire.**

| SANG non fragilisé. | | SANG fragilisé. |
|---|---|---|
| 68,9 . . . | Polynucléaires   . . | 64,3 |
| 26,1 . . . | Lymphocytes.   . . | 29,6 |
| 0,5 . . . | Mononucléaires .   . ⎰ | 0,2 |
| 0,5 . . . | Formes de transition. ⎱ | |
| | Basophiles.   .   . . | |
| 3,9 . . . | Eosinophiles .   .   . | 3,7 |
| | Leucocytes détruits . | 5,1 °/₀ |

|  |
|---|
| Sérum + sang d'épreuve = 4.072 |
| 24 heures après .   .   . = 3.915 |
| Leucocytolyse   .   . = 3,8 °/₀ |

*Fragilité leucocytaire :*
5,1

*Pouvoir leucocytolysant :*
3,8

OBSERVATION 10.

Gabrielle Phil..., 14 ans 1/2.

Numération leucocytaire = 4.500.

**Formule leucocytaire.**

| SANG non fragilisé. | | SANG fragilisé. |
|---|---|---|
| 50 . . . | Polynucléaires . . | 40,3 |
| 44,9 . . . | Lymphocytes . . . | 47,3 |
| 0,7 . . . | Mononucléaires . . } | |
| 0,5 . . . | Formes de transition. } | 1,6 |
| | Basophiles. . . . | |
| 3,9 . . . | Eosinophiles . . . | 4,4 |
| | Leucocytes détruits . | 6,4 % |

| Sérum + sang d'épreuve = 6.862 |
| 24 heures après. . . = 5.557 |
| Leucocytolyse . . = 20,5 % |

*Fragilité leucocytaire :*
6,4

*Pouvoir leucocytolysant :*
20,5

OBSERVATION 11.

Julienne Le Hel..., 13 ans.

Numération leucocytaire = 7.670.

**Formule leucocytaire.**

| Sérum + sang d'épreuve = 4.905 |
| 24 heures après . . . = 4.492 |
| Leucocytolyse . . . = 7,7 % |

*Fragilité leucocytaire:*
»

*Pouvoir leucocytolysant :*
7,7

## OBSERVATION 12.

Marie-Thérèse Darg..., 10 ans 1/2.

Numération leucocytaire = 5. 220.

### Formule leucocytaire.

| SANG non fragilisé. | | SANG fragilisé. |
|---|---|---|
| 58 » . . . | Polynucléaires . . | 60,2 |
| 34,3 . . . | Lymphocytes. . . | 31,3 |
| 1,9 . . . | Mononucléaires . . ⎫ | |
| 1,9 . . . | Formes de transition. ⎭ | 1,4 |
| 0,4 . . . | Basophiles . . . | 0 |
| 3,4 . . . | Eosinophiles . . . | 2,5 |
| | Leucocytes détruits. | 4,5 °/₀ |

Sérum + sang d'épreuve =
24 heures après . . . =
Leucocytolyse. . . . = 5 °/₀

*Fragilité leucocytaire :*
4,5

*Pouvoir leucocytolysant :*
5

## OBSERVATION 13.

Marthe Frou..., 15 ans.

Numération leucocytaire = 4.040.

### Formule leucocytaire.

| SANG non fragilisé. | | SANG fragilisé. |
|---|---|---|
| 45,2 . . . | Polynucléaires . . | 45,7 |
| 47,4 . . . | Lymphocytes. . . | 32,9 |
| 1 . . . | Mononucléaires . . ⎫ | |
| 1 . . . | Formes de transition. ⎭ | 0,6 |
| | Basophiles . . . | |
| 5,3 . . . | Eosinophiles. . . | 5 |
| | Leucocytes détruits. | 15,7 °/° |

Sérum + sang d'épreuve = 4.567
24 heures après . . . = 4.387
Leucocytolyse . . . = 3,9 °/₀

*Fragilité leucocytaire :*
15,7

*Pouvoir leucocytolysant :*
3,9

OBSERVATION 14.

Pauline Sch..., 12 ans.

Numération leucocytaire = 10.320.

**Formule leucocytaire.**

| SANG non fragilisé. | | SANG fragilisé. |
|---|---|---|
| 66,5 . . . | Polynucléaires . . | 56 |
| 31,1 . . . | Lymphocytes. . . | 27,7 |
| 1,1 . . . | Mononucléaires . . } | 0 |
| 0,6 . . . | Formes de transition. } | |
| | Basophiles . . . | |
| 0,6 . . . | Eosinophiles. . . | 0,7 |
| | Leucocytes détruits. | 15,6 % |

Sérum + sang d'épreuve = 6.525
24 heures après . . . = 6.345
Leucocytolyse . . . = 2,7 %

*Fragilité leucocytaire :*
_________________
15,6

*Pouvoir leucocytolysant :*
_________________
2,7

OBSERVATION 15.

Anne Leb..., 9 ans.

Numération leucocytaire = 6.460.

**Formule leucocytaire.**

Sérum + sang d'épreuve = 6.255
24 heures après . . . = 6.120
Leucocytolyse . . . = 2,1 %

*Fragilité leucocytaire :*
_________________
»

*Pouvoir leucocytolysant :*
_________________
2,1

OBSERVATION 16.

Alice D..., 13 1/2.

Numération leucocytaire = 7.560.

**Formule leucocytaire.**

Sérum + sang d'épreuve = 5.107
24 heures après . . . = 4.950
Leucocytolyse . . . = 1,1 %

*Fragilité leucocytaire :*
_________________
»

*Pouvoir leucocytolysant :*
_________________
1,1

## OBSERVATION 17.

Solange Leb..., 10 ans 1/2.

Numération leucocytaire = 5.720.

**Formule leucocytaire.**

| SANG non fragilisé. | | SANG fragilisé. | |
|---|---|---|---|
| Polynucléaires . . | 55,9 | | |
| Lymphocytes. . . | 37,2 | | |
| Mononucléaires . . | | | |
| Formes de transition. | | | |
| Basophiles . . . | | Sérum + sang d'épreuve = 4.567 | |
| Eosinophiles. . . | | 24 heures après . . . = 4.297 | |
| Leucocytes détruits. | 6,8 % | Leucocytolyse. . . . = 5,9 % | |

*Fragilité leucocytaire :*
6,8

*Pouvoir leucocytolysant :*
5,9

## OBSERVATION 18.

Fernande A..., 12 ans.

Numération leucocytaire = 8.040.

**Formule leucocytaire.**

Sérum + sang d'épreuve = 7.267
24 heures après . . . = 7.110
Leucocytolyse. . . . = 2,7 %

*Fragilité leucocytaire :*
»

*Pouvoir leucocytolysant :*
2,7

## OBSERVATION 19.

Gabrielle M..., 14 ans 1/2.

Numération leucocytaire = 8,100.

**Formule leucocytaire.**

Sérum + sang d'épreuve = 7.132
24 heures après . . . = 7.020
Leucocytolyse. . . . = 1,5 %

*Fragilité leucocytaire :*
»

*Pouvoir leucocytolysant :*
1,5

Nous pouvons résumer ces résultats dans le tableau suivant :

| OBSERVATIONS | | FRAGILITÉ LEUCOCYTAIRE | POUVOIR LEUCOCYTOLYSANT |
|---|---|---|---|
| 1 Adulte . . . . . . | | 10,4 | » |
| 2 Thérèse B... . . . . | 14 ans | 13,2 | 6,4 |
| 3 Lucienne H... . . . | 12 ans 1/2 | 8,7 | » |
| 4 Marthe F... . . . . . | 13 ans 1/2 | 15,8 | 0 |
| 5 Angèle Le G... . . . | 14 ans | 9,3 | 4 |
| 6 Marthe R... . . . . | 12 ans 1/2 | » | 5,8 |
| 7 Cécile B... . . . . . | 11 ans | 5,1 | 20 |
| 8 Jeanne D... . . . . . | 13 ans 1/2 | » | 6 |
| 9 Germaine E... . . . | 14 ans | 5,1 | 3,8 |
| 10 Gabrielle Ph... . . . | 14 ans 1/2 | 6,4 | 20,5 |
| 11 Julienne Le H... . . | 13 ans | » | 7,7 |
| 12 Marie-Thérèse D... . . | 10 ans 1/2 | 4,5 | 5 |
| 13 Marthe Fr... . . . . | 15 ans | 15,7 | 3,9 |
| 14 Pauline Sch.... . . | 12 ans | 15,6 | 2,7 |
| 15 Anne L... . . . . . | 9 ans | » | 2,1 |
| 16 Alice D... . . . . . | 13 ans 1/2 | » | 1,1 |
| Solange L... . . . . | 10 ans 1/2 | 6,8 | 5,9 |
| 18 Fernande A... . . . | 12 ans | » | 2,7 |
| 19 Gabrielle M... . . . | 14 ans 1/2 | » | 1,5 |

Fragilité leucocytaire. — Chez les sujets normaux, le chiffre donné par Carles et Mauriac est de 7. Secousse, dans son travail portant sur un plus grand nombre d'observations, s'arrête à une moyenne de 10. Pourvu que la technique soit suffisamment rigoureuse, il faut s'en rapporter à ses propres moyennes, car l'application dépend un peu de l'observateur.

Avec le sang d'adulte examiné, nous avons trouvé 10,4, chiffre correspondant à ceux de Secousse.

Les conditions particulières dans lesquelles nous

avons fait les autres examens, l'âge variable des sujets auxquels nous nous sommes adressée, expliquent sans doute les écarts relevés. Nos résultats s'étagent entre 4,5 et 15,8 comme limites extrêmes. Les chiffres élevés coïncident souvent avec un pouvoir leucocytolysant faible. Il semble qu'il s'établisse une sorte d'équilibre entre ces deux facteurs.

**Pouvoir leucocytolytique.** — Dans deux cas, il atteint 20 et 20,5; mais il est, en général, inférieur à 8 et compris entre 0 et 7,7. Le chiffre de 30 p. 100 requis par Manoukhine est exagéré.

Bien que le taux soit inférieur, la leucocytolyse peut être réelle. Le travail de Kronulitzky démontre, en ce qui concerne les phénomènes digestifs, que même à des taux faibles, il s'agit d'une vraie destruction leucocytolytique.

D'ailleurs, nous l'avons déjà dit, au cours *des infections aiguës* notamment, ce n'est pas tant la valeur de cette leucocytolyse qui importe que la forme de la courbe représentative : elle en éclaire certaines particularités.

# CHAPITRE V

## POUVOIR LEUCOCYTOLYSANT ET FRAGILITÉ LEUCOCYTAIRE DANS LES ÉTATS PATHOLOGIQUES

### § 1. — Pneumonie.

La pneumonie, par son évolution en général si régulière, et sa crise franche, paraît mieux que toutes les autres infections se prêter à cette étude. Nous en rapportons 11 observations personnelles.

### OBSERVATION 20.

*Pneumonie de la base gauche.*

Clémence H..., 12 ans. — Entrée le 14 novembre. Défervescence le 17 novembre, le matin 39°,2, le soir 38°,8. 18 *novembre :* 37°,8 et 37° le soir (en ligne oblique continue). Résolution rapide.

*Prise de sang le 16 novembre :* Lorsque la température est encore de 40°,8; la veille de la défervescence.

Numération leucocytaire = 9,900 (chiffre déjà abaissé).

**Formule leucocytaire.**

| SANG<br>non fragilisé. | | SANG<br>fragilisé. |
|---|---|---|
| 78 . . . | Polynucléaires . . | 75 |
| 18,3 . . . | Lymphocytes. . . | 20 |
| 2 . . . | Mononucléaires . . . ⎱ | |
| 0,5 . . . | Formes de transition. ⎰ | 2 |
| 0,3 . . . | Basophiles . . . | |
| 0,6 . . . | Eosinophiles . . . | |
| | Leucocytes détruits. | 2 % |

Sérum + sang d'épreuve = 6.660
24 heures après . . . = 3.150
Leucocytolyse . . . = 53,4 %

*Fragilité leucocytaire :*
________
2

*Pouvoir leucocytolysant :*
________
53,1

Cette dissociation entre les deux facteurs peut s'expliquer par l'apparition plus précoce de la leucocytolyse, les leucocytes n'étant pas encore fragilisés, ou, comme la leucocytose est déjà faible à ce moment, par un début de destruction effectué en raison de propriétés leucocytolytiques marquées, et la présence seule des leucocytes les plus résistants.

OBSERVATION 21.

*Pneumonie du sommet gauche.*

Suzanne B..., 5 ans. — Entrée le 11 novembre 1913, au 4e jour d'une pneumonie. Fait sa défervescence le lendemain.

*12 novembre : 5e* jour. Début de défervescence. *Prise de sang.*

Numération leucocytaire = 8.020.

**Formule leucocytaire.**

| SANG<br>non fragilisé. | | SANG<br>fragilisé. |
|---|---|---|
| 67 (très fragiles). | Polynucléaires. . . | 14 |
| 25 . . . | Lymphocytes. . . . | 16 |
| 4,8 . . . | Mononucléaires . . ⎱ | |
| 1,6 . . . | Formes de transition. ⎰ | 1 |
| 0,4 . . . | Basophiles . . . | 0,2 |
| 1,2 . . . | Eosinophiles. . . | 0,3 |
| | Leucocytes détruits. | 68 % |

Sérum + sang d'épreuve = 4.275
24 heures après . . . = 3.622
Leucocytolyse . . . = 38,6 %

*Fragilité leucocytaire :*
________
68

*Pouvoir leucocytolysant :*
________
38,6

Le pouvoir leucocytolysant est relativement beaucoup plus faible que la fragilité ; peut-être par saturation des leucocytolysines.

### OBSERVATION 22.

*Pneumonie du sommet droit.*

Marie-Jul. H..., 9 ans. — Malade depuis le 11 décembre. — Entrée le 16 décembre au soir (6e jour), température 40°,6.

17 *décembre* : Défervescence brusque et franche en ligne droite, le matin 38°, le soir 37°,2.

*Prise de sang* entre les 2 températures du 17 décembre.

**Formule leucocytaire.**

Sérum + sang d'épreuve = 4.500
24 heures après . . . = 3.487
Leucocytolyse . . . = 20,2 %

*Fragilité leucocytaire :*
»

*Pouvoir leucocytolysant :*
20,2

### OBSERVATION 23.

*Pneumonie guérie.*

Madeleine A..., 6 ans. — Défervescence le 20 octobre 1913.
*Prise de sang*, 4 jours après, le 24 octobre.

Numération directe = 9,000 leucocytes.

**Formule leucocytaire.**

| SANG non fragilisé. | | SANG fragilisé. |
|---|---|---|
| 50 (fragiles) . . | Polynucléaires . . | 30,2 |
| 42 . . . | Lymphocytes. . . | 45 |
| 3,8 . . . | Mononucléaires . . ⎫ | |
| 0,4 . . . | Formes de transition. ⎬ | 2 |
| 0,3 . . . | Basophiles . . . | » |
| 3,5 . . . | Eosinophiles. . . | 3 |
| | Leucocytes détruits. | 20,3 % |

La destruction se fait presque exclusivement aux dépens des polynucléaires.

Sérum + sang d'épreuve = 9.202
24 heures après . . . = 8.802
Leucocytolyse . . . = 4,3 %

*Fragilité leucocytaire :*
20,3

*Pouvoir leucocytolysant :*
4,3

## OBSERVATION 24.

### Pneumonie droite.

Gabrielle M..., 14 ans 1/2.

1$^{re}$ *prise de sang*, 28 janvier 1914, 2 jours après la défervescence.

Numération leucocytaire = 6,200.

**Formule leucocytaire.**

| SANG non fragilisé. | | SANG fragilisé. | |
|---|---|---|---|
| 56,5 . . . | Polynucléaires . . | 48,8 | |
| 39,9 . . . | Lymphocytes. . . | 39,7 | |
| 0,9 . . . | Mononucléaires . . ⎫ | | |
| 0,9 . . . | Formes de transition. ⎭ | 1,5 | Sérum + sang d'épreuve = 6,817 |
| 1,7 . . . | Eosinophiles. . . | 1,4 | 24 heures après . . . = 5.242 |
| | Leucocytes détruits. | 8,5 °/₀ | Leucocytolyse. . . = 23,1 °/₀ |

*Fragilité leucocytaire :*
8,5

*Pouvoir leucocytolysant :*
23,1

2$^e$ *prise de sang* le 18 février 1914.

Numération leucocytaire = 8.400.

Sérum + sang d'épreuve = 7.132
24 heures après . . . = 7.020
Leucocytolyse. . . . = 1,5 °/₀

*Fragilité leucocytaire :*
»

*Pouvoir leucocytolysant :*
1,5

Le pouvoir leucocytolysant est encore net 2 jours après la défervescence. A un examen beaucoup plus tardif, on n'en trouve plus traces, le retour à l'état normal est complet.

OBSERVATION 25.

*Pneumonie du sommet droit.*

Marie Vinc.. — Forme grave. Crise bruyante. Défervescence en
3 jours.

*Prise de sang*, au 1er jour de cette défervescence, 25 juin.

Numération leucocytaire = 4.640.

**Formule leucocytaire.**

| SANG non fragilisé. | | SANG fragilisé. | |
|---|---|---|---|
| (peu résistants.). | Polynucléaires. . . | 76,9 | |
| | Lymphocytes . . . | 15,3 | |
| | Mononucléaires . . ⎫ | | |
| | Formes de transition . ⎬ | 0,9 | Sérum + sang d'épreuve = 7.772 |
| | Eosinophiles . . . | 0,2 | 24 heures après . . . = 5.345 |
| | Leucocytes détruits . | 6,6 °/₀ | Leucocytolyse. . . . = 31 °/₀ |

| *Fragilité leucocytaire :* | *Pouvoir leucocytolysant :* |
|---|---|
| 6,6 | 31 |

La fragilité leucocytaire est faible, tandis que le pouvoir leucocytolysant est marqué. La coïncidence avec de l'hypoleucocytose semble indiquer qu'à ce moment, les leucocytes déjà sensibilisés ont été détruits et qu'il ne reste que les plus résistants.
D'ailleurs l'aspect des polynucléaires trahit une nouvelle sensibilisation et permet de prévoir l'exagération prochaine de cette
fragilité.

OBSERVATION 26.

*Pneumonie gauche.*

Fernande R..., 6 ans. — Entrée le 20 janvier 1914 dans la soirée
au 6e jour de sa pneumonie.

Fausse défervescence le 21. Reprise de la fièvre. Défervescence du 22 au 23 janvier.

$1^{re}$ *prise de sang*, 22 janvier, 8e jour.

Numération leucocytaire = 10.160.

**Formule leucocytaire.**

| SANG non fragilisé. | | SANG fragilisé. | |
|---|---|---|---|
| 62,7. . . | Polynucléaires. . . | 55,4 | |
| 33,7. . . | Lymphocytes . . . | 26,7 | |
| 0,9. . . | Mononucléaires . . | | |
| 0,8. . . | Formes de transition . | } 1,9 | Sérum + sang d'épreuve = 5.130 |
| 1,7. . . | Eosinophiles . . . | 1,9 | 24 heures après. . . = 3.150 |
| | Leucocytes détruits . | 14,1 °/₀ | Leucocytolyse . . . = 37,7°/₀ |

| *Fragilité leucocytaire :* | *Pouvoir leucocytolysant :* |
|---|---|
| 14,1 | 37,7 |

$2^e$ *prise de sang*, le 23 janvier.

Numération leucocytaire = 9.080.

**Formule leucocytaire.**

| SANG non fragilisé. | | SANG fragilisé. | |
|---|---|---|---|
| 55,2. . . | Polynucléaires. . . | 49,7 | |
| 37,4. . . | Lymphocytes . . . | 38,3 | |
| 1,7. . . | Mononucléaires . . | | |
| 1,4. . . | Formes de transition . | } 1,1 | |
| 0,2. . . | Basophiles . . . . | | Sérum + sang d'épreuve = 5.152 |
| 4 . . . | Eosinophiles . . . | 3,9 | 24 heures après . . . = 2.857 |
| | Leucocytes détruits . | 7 °/₀ | Leucocytolyse . . . = 44,6 °/₀ |

| *Fragilité leucocytaire :* | *Pouvoir leucocytolysant :* |
|---|---|
| 7 | 44,6 |

3º *prise*, le 24 janvier.

Numération leucocytaire = 9.640.

**Formule leucocytaire.**

SANG
non fragilisé.

SANG
fragilisé.

Polynucléaires. . . 22,5
Lymphocytes . . . 20,5
Mononucléaires . . } 3
Formes de transition . }
Eosinophiles . . . 3
Leucocytes détruits . 51 º/₀

Sérum + sang d'épreuve = 6.525
24 heures après . . . = 4.972
Leucocytolyse . . . = 23,4 º/₀

*Fragilité leucocytaire:*
51

*Pouvoir leucocytolysant:*
23,4

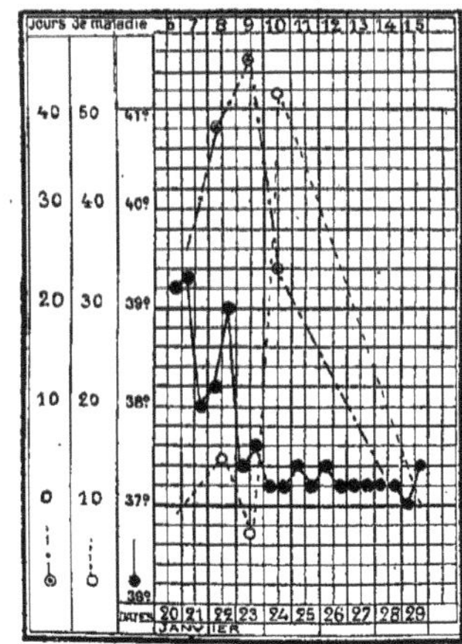

OBSERVATION 26.

——————— Température.
. . . . . : . Fragilité leucocytaire.
— . — . — Pouvoir leucocytolysant.

Après la défervescence la fragilité leucocytaire est maxima tandis que le pouvoir leucocytolysant s'abaisse, annonçant le retour à la normale. Ici encore le synchronisme dans les variations n'est pas complet, et la courbe de fragilité marque dans l'ensemble un retard sur la courbe de leucocytolyse.

La crise est ici moins franche, et l'évolution de ces propriétés est moins rapide.

OBSERVATION 27.

*Pneumonie du sommet droit.*

Henriette Al... — Entrée le 8 mars 1914 pour une pneumonie au 6ᵉ jour.

*9 mars.* Défervescence en lysis. Apyrexie complète le 12.

1ʳᵉ *prise de sang*, le 9 mars au début de défervescence.

Numération leucocytaire = 10.300.

**Formule leucocytaire.**

| SANG non fragilisé. | | SANG fragilisé. | |
|---|---|---|---|
| 72,1 . . . | Polynucléaires . . . | 56 | |
| 26,7 . . . | Lymphocytes . . . | 16,1 | |
| 0,6 . . . | Mononucléaires . . | | |
| 0,2 . . . | Formes de transition. | | Sérum + sang d'épreuve = 4.725 |
| 0,4 . . . | Eosinophiles . . . | | 24 heures après . . . = 3.757 |
| | Leucocytes détruits . | 24,8 % | Leucocytolyse . . . = 20,4 % |

| *Fragilité leucocytaire :* | *Pouvoir leucocytolysant :* |
|---|---|
| 24,8 | 20,4 |

2ᵉ *prise*, le 11 mars vers la fin de la défervescence.

Numération leucocytaire = 11.240.

**Formule leucocytaire.**

| SANG non fragilisé. | | SANG fragilisé. | |
|---|---|---|---|
| 57 . . . | Polynucléaires . . . | 51,5 | |
| 37,5 . . . | Lymphocytes . . . | 31,5 | |
| 1,2 . . . | Mononucléaires . . } | 1,8 | |
| 0,8 . . | Formes de transition . } | | Sérum + sang d'épreuve = 4.500 |
| 3,4 . . | Eosinophiles . . . | 1,9 | 24 heures après . . . = 4.095 |
| | Leucocytes détruits . | 13,3 % | Leucocytolyse. . . . = 9 % |

| *Fragilité leucocytaire :* | *Pouvoir leucocytolysant :* |
|---|---|
| 13,3 | 9 |

3° *prise*, le 14 mars, à l'apyrexie complète.

Numération leucocytaire = 8.980.

**Formule leucocytaire.**

| SANG<br>non fragilisé. | | SANG<br>fragilisé. | |
|---|---|---|---|
| 62 . . . | Polynucléaires . . | 59,3 | |
| 28,5. . . | Lymphocytes . . . | 27,4 | |
| 1,5. . . | Mononucléaires . . | } 0,8 | Sérum + sang d'épreuve = 7.087 |
| 1,5. . . | Formes de transition. | | 24 heures après . . . = 6.930 |
| 6,5. . . | Eosinophiles . . . | 4,6 | Leucocytolyse . . . = 2,2 °/₀ |
| | Leucocytoses détruits. | 7,8 °/₀ | |

*Fragilité leucocytaire :*
——————
7,8

*Pouvoir leucocytolysant :*
——————
2,2

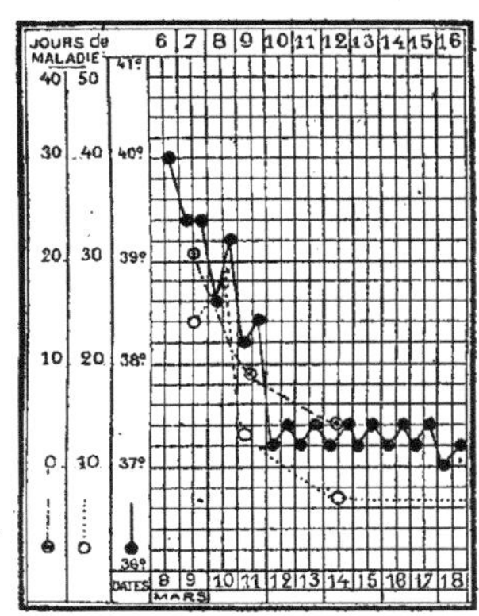

OBSERVATION 27.

——————— Température,

. . . . . . Fragilité leucocytaire.

— . — . — Pouvoir leucocytolysant.

## OBSERVATION 28.

### *Pneumonie droite.*

Louise S..., 7 ans. — Entrée le 20 décembre 1913, au 5ᵉ jour. Pneumonie du sommet droit s'étendant à mesure vers la base. *Du 21 au 22 décembre.* Défervescence franche.

1ʳᵉ *prise de sang :* 21 décembre, avant la défervescence.

Numération leucocytaire = 15.760.

**Formule leucocytaire.**

| SANG non fragilisé. | | SANG fragilisé. | |
|---|---|---|---|
| 78,2 . . . | Polynucléaires résistants. | 79,5 | |
| 21,1 . . . | Lymphocytes. . . . | 15 | |
| 0,4 . . . | Mononucléaires . . } | | |
| 0,2 . . . | Formes de transition. } | » | Sérum + sang d'épreuve = 6.164 |
| 0 . . . | Eosinophiles . . . | | 24 heures après . . . = 6.367 |
| | Leucocytes détruits. | 5 °/₀ | *antileucocytolyse.* |

|  |  |
|---|---|
| *Fragilité leucocytaire :* | *Pouvoir leucocytolysant :* |
| 5 | négatif. |

2ᵉ *prise de sang :* 22 décembre, en pleine défervescence.

Numération leucocytaire = 8.300.

**Formule leucocytaire.**

| SANG non fragilisé. | | SANG fragilisé. | |
|---|---|---|---|
| 69,8 . . . | Polynucléaires. . . | 67,8 | |
| 28,6 . . . | Lymphocytes . . . | 13,6 | |
| 0,7 . . . | Mononucléaires . . } | | |
| 0,3 . . . | Formes de transition. } | 0,7 | Sérum + sang d'épreuve = 6.457 |
| 0,5 . . . | Eosinophiles . . . | 0,7 | 24 heures après . . . = 5.085 |
| | Leucocytes détruits. | 17,1 °/₀ | Leucocytolyse . . . . = 22 °/₀ |

|  |  |
|---|---|
| *Fragilité leucocytaire :* | *Pouvoir leucocytolysant :* |
| 17,1 | 22 |

Constatations du deuxième examen opposées à celles du premier : propriétés leucocytolytiques, fragilité leucocytaire et abaissement de la leucocytose succédant à un pouvoir antileucocytolytique, avec résistance leucocytaire et hyperleucocytose. Évolution typique.

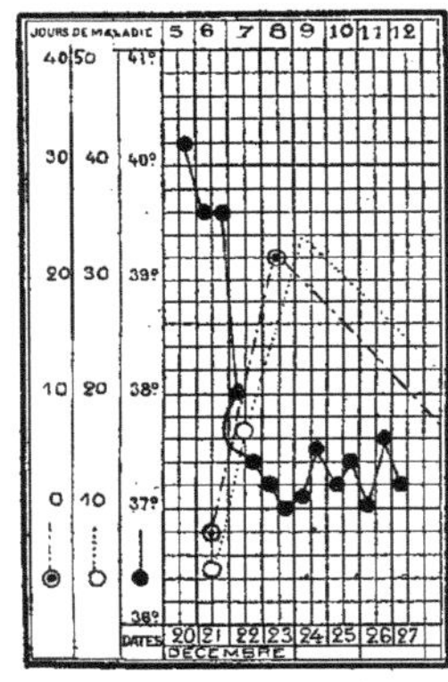

OBSERVATION 28.

——————— Température.
. . . . . . Fragilité leucocytaire.
— . — . — Pouvoir leucocytolysant.


OBSERVATION 29,

*Pneumonie gauche prolongée suivie d'une pleurésie purulente
(petit épanchement).*

Jeanne G..., 6 ans 1/2. — Entrée le 8 novembre 1913, au 3ᵉ jour.

Point de côté abdominal violent, puis névralgie phrénique ; les signes physiques n'apparaissent que le 12 novembre, au 7ᵉ jour.

Pneumonie traînante migratrice. La défervescence, très lente,

débute le 14 novembre, au 9e jour, et la température arrive à 37°
le 18 novembre. Aussitôt après les oscillations recommencent ;
épanchement à la base gauche. Ponction exploratrice le 4 décembre (pus à pneumocoques) ; le 5 décembre une ponction
évacuatrice ne ramène que 60 centimètres cubes de liquide purulent. Elle a suffi. La température revient lentement à la normale.
Sortie guérie le 15 janvier 1914.

1re *prise de sang :* 10 novembre 1913, au 5e jour de la maladie.

Numération leucocytaire = 12.600.

**Formule leucocytaire.**

| SANG non fragilisé. | | Polynucléaires résistants. | SANG fragilisé. |
|---|---|---|---|
| 84 | . . . | Polynucléaires résistants. | 82,7 |
| 11 | . . . | Lymphocytes. . . | 13 |
| 3,3 | . . . | Mononucléaires . . | |
| 0,9 | . . . | Formes de transition. | 1 |
| 0,3 | . . . | Basophiles. . . . | |
| 0,5 | . . . | Eosinophiles . . . | |
| | | Leucocytes détruits . | 2,4 % |

Sérum + sang normal. . = 4.477
24 heures après . . . = 3.375
Leucocytolyse . . . = 24,6%

*Fragilité leucocytaire :*
2,4

Polynucléose. Fragilité diminuée.

*Pouvoir leucocytolysant :*
24,6

2e *prise :* 15 novembre, au 10e jour, pendant défervescence.

Sérum + sang d'épreuve = 5.962
24 heures après . . . = 3.825
Leucocytolyse . . . = 35,8 %

*Fragilité leucocytaire :*
»

*Pouvoir leucocytolysant :*
35,8

*3e prise :* 4 décembre, après ponction exploratrice.

Numération leucocytaire = 12.625.

**Formule leucocytaire.**

| SANG non fragilisé. | | SANG fragilisé | |
|---|---|---|---|
| 84,2 (fragiles). | Polynucléaires. . . | 75 | |
| 12,6 . . . | Lymphocytes. . . | 9 | |
| 4,3 . . . | Mononucléaires . . | ⎱ 1 | |
| 0,8 . . . | Formes de transition. | ⎰ | |
| 0,2 . . . | Basophiles. . . . | » | Sérum + sang d'épreuve = 4.725 |
| 0,7 . . . | Eosinophiles . . . | » | 24 heures après . . . = 3.600 |
| | Leucocytes détruits . | 14,3 °/₀ | Leucocytolyse . . . = 25,9 °/₀ |

*Fragilité leucocytaire :*
14,3

*Pouvoir leucocytolysant :*
25,9

## OBSERVATION 3o.

*Pneumonie du sommet droit.*

Madeleine R..., 3 ans 1/2. — Entrée le 2 décembre 1913 au 2e jour. Peu de signes physiques. Foyer peu étendu. Défervescence brusque le 7 au matin.

*1re prise de sang :* 4 décembre, 4e jour de la maladie.

Numération leucocytaire = 8.100.

**Formule leucocytaire.**

| SANG non fragilisé. | | SANG fragilisé. | |
|---|---|---|---|
| 76 . . . | Polynucléaires . . | 73,9 | |
| 21,3 . . . | Lymphocytes. . . | 17 | |
| 4,7 . . . | Gr. mononucléaires. | ⎱ 1,8 | |
| 0,2 . . . | Formes de transition. | ⎰ | Sérum + sang d'épreuve = 5.310 |
| 0,5 . . . | Eosinophiles . . . | | 24 heures après. . . = 4.702 |
| | Leucocytes détruits . | 7 °/₀ | Leucocytolyse. . . = 11,4 °/₀ |

*Fragilité leucocytaire :*
7

*Pouvoir leucocytolysant :*
11,4

*2ᵉ prise de sang :* 6 décembre.

Numération leucocytaire = 10.260.

**Formule leucocytaire.**

| SANG non fragilisé. | | SANG fragilisé. |
|---|---|---|
| 74 . . . | Polynucléaires . . | 72 |
| 17,8 . . . | Lymphocytes. . . | 15 |
| 4,9 . . . | Mononucléaires . . | ) |
| 1,9 . . . | Formes de transition. | ) 3,2 |
| 0,8 . . . | Basophiles. . . . | 0,2 |
| 8,5 . . . | Eosinophiles . . . | 0,1 |
| | Leucocytes détruits. | 9,5 % |

Sérum + sang d'épreuve = 6.277
24 heures après . . . = 2.767
Leucocytolyse. . . = 55,9 %

*Fragilité leucocytaire :*
9,5

*Pouvoir leucocytolysant :*
55,9

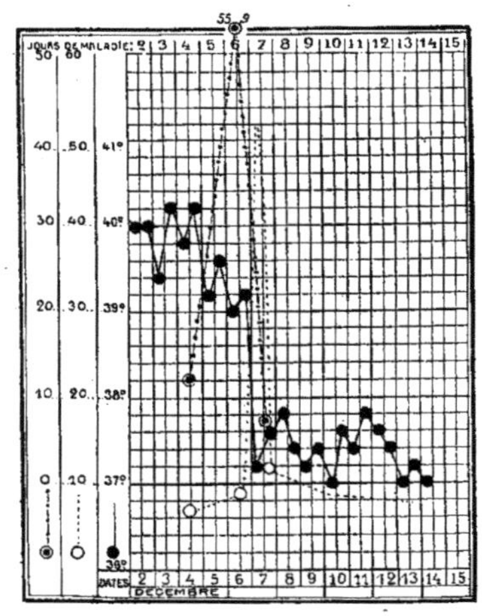

OBSERVATION 30.

——————— Température.
· · · · · · Fragilité leucocytaire.
— · — · — Pouvoir leucocytolysant.

3<sup>e</sup> *prise de sang :* 7 décembre, quelques heures après la défervescence.

**Formule leucocytaire.**

| SANG non fragilisé. | | SANG fragilisé. | |
|---|---|---|---|
| » . . . | Polynucléaires . . | 54,1 | |
| » . . . | Lymphocytes. . . | 34,7 | |
| | Leucocytes détruits. | 11,2 % | Leucocytolyse légère. |

*Fragilité leucocytaire :*
11,2

*Pouvoir leucocytolysant :*
faible.

La leucocytose a toujours été modérée sans doute à cause de la limitation du foyer, les propriétés leucocytolytiques ont été cependant très fortes, annonçant la défervescence. L'apparition des leucocytolysines a précédé l'augmentation de la fragilité, et la chute leucocytaire, qui en sont la conséquence. Le lendemain le pouvoir leucocytolysant est déjà très atténué, et la fragilité leucocytaire assez faible, la période intermédiaire de fragilité, grande, très fugace, ayant passé inaperçue; un crochet assez aigu sur la courbe de la résistance l'aurait vraisemblablement traduite si les examens avaient été assez souvent répétés. Le retour rapide aux conditions normales paraît lié à la bénignité de l'évolution et à la brusquerie de la crise.

**Examen de l'ensemble de ces observations.** — Il y a pendant la période d'état de la pneumonie une hyperleucocytose qui augmente avant la crise, puis un abaissement du chiffre de la leucocytose, rapide si la crise est brusque, fractionné si la défervescence se fait plus lentement.

L'hyperleucocytose est évaluée à un taux moyen de 15 à 18.000 (Loeper). Les chiffres de Manoukhine concordent. Une hyperleucocytose supérieure est exceptionnelle, et très exagérée elle serait plutôt de fâcheux augure ce qui cadre mal avec la théorie phagocytaire.

La constatation d'une hypoleucocytose pendant la période d'état est aussi défavorable, car elle traduit l'infériorité de la défense.

Comment concilier ces faits ?

Dans l'ensemble des cas que nous avons examinés les chiffres étaient plus faibles, peut-être parce qu'ils ont trait à de jeunes enfants, et en raison de la bénignité de la maladie. En revanche la polynucléose est plus accusée que l'hyperleucocytose totale, surtout si l'on se reporte au pourcentage moyen des polynucléaires à cet âge ; et au moment de la chute leucocytaire ces éléments subissent les plus fortes variations et sont électivement détruits.

Les chiffres des *propriétés leucocytolytiques* sont moins élevés que ceux de Manoukhine ; l'effort à fournir par l'organisme étant moins considérable, la réaction est moins violente.

Cette leucocytolyse, sans atteindre le taux de certaines observations de Manoukhine (70, 80 p. 100), est cependant indiscutable aux environs de la baisse de température et rapportée aux courbes inscrites aux pages 536, 537 de sa thèse, qui ne dépassent pas 50 p. 100, elle en paraît moins éloignée ; mais nous n'avons pas rencontré, pour toutes les raisons indiquées, les chiffres extrêmes de ses tableaux.

Quelques examens ont été faits après la défervescence.

La *courbe de fragilité leucocytaire* n'est pas absolument synchrone, et d'ailleurs l'intensité des deux phénomènes est en proportion directe ou inverse et toutes les combinaisons sont possibles.

Nos tracés sont écourtés ; ces propriétés n'ont guère été suivies à la période d'état, les petits malades étant venus à l'hôpital tardivement (le 4e jour au plus tôt et une seule fois), très souvent à la veille de la *crise* au moment de l'exacerbation précritique et même à la défervescence. Les résultats consignés sont, en somme, ceux du voisinage de la crise.

L'apparition de la *leucocytolyse* semble antérieure à l'augmentation de la *fragilité leucocytaire* qui surviendrait secondairement ; elle peut exister seule, parce que la fragilité n'a pas encore été déterminée, ou qu'il ne reste que les éléments les plus résistants.

*Inversement*, la *fragilité* est parfois *marquée* et le pouvoir *leucocytolytique nul* soit qu'il y ait arrêt de cette action avec la saturation du sérum par les produits de leucolyse, soit que les leucocytolysines à ce moment, n'existent plus à l'état libre.

MM. Achard, Ramond et Feuillié avaient admis que la résistance leucocytaire, très élevée dans la pneumonie jusqu'au 3e jour, diminue ensuite pour augmenter de nouveau du 7e au 9e jour ; mais dans leur communication à la Société de Biologie (1909) MM. Achard et Foix s'arrêtent à une augmentation de la résistance pendant la période d'état, conformément aux résultats ultérieurs.

Carles et Mauriac, dans deux observations, trouvent la fragilité leucocytaire diminuée à cette phase, ce qu'ils attribuent à l'appel des leucocytes dans le bloc d'hépatisation ; puis quand le foyer ne progresse plus, la fragilité augmenterait pour s'abaisser de nouveau à la convalescence.

Secousse conclut « à une augmentation de la fragilité dès le début de la maladie avec retour à la normale ou même au-dessous de la normale au voisinage de la crise ; mais, après la crise, il y a augmentation de cette fragilité » ; l'abaissement précritique répondant sans doute à l'exagération de l'hyperleucocytose signalée et l'augmentation au début de la leucocytolyse.

La marche de la leucocytolyse est ainsi reproduite, avec un retard, par la courbe de fragilité. Celle-ci atteint 20 et même davantage, 39, 45 dans quelques cas.

L'ensemble des résultats récents est concordant. Néanmoins, dans nos observations l'exagération de la fragilité était plus précoce ; elle apparaît *après la leucocytolyse*, mais existe déjà pendant la défervescence, et s'atténue bientôt. Nous avons trouvé le taux le plus fort chez l'enfant Fernande R... (obs. 26), au premier jour de l'apyrexie.

Au total, nos courbes sont de même forme que celles de l'auteur précité.

Si nous considérons maintenant les tracés relevés par Foix pour l'activité leucocytaire et le pouvoir leuco-activant nous voyons qu'ils sont parallèles et que ces indices suivent la fragilité leucocytaire, fait étonnant de prime abord ; mais comme le remarque

M. Achard, ces propriétés, l'une, l'activité leucocytaire d'ordre dynamique, l'autre, la résistance, d'ordre statique, sont bien distinctes et on conçoit bien qu'elles varient de façon indépendante, et même qu'à une résistance faible (fragilité grande) corresponde le maximum de l'activité.

Au moment de la crise pneumonique il y a augmentation de l'activité leucocytaire et de la fragilité qui doit être, dès maintenant, envisagée comme l'effet de la leucocytolyse qui l'a préparée. L'histoire de la crise s'éclaire à la lumière de ces nouvelles notions.

ÉVOLUTION. — Au point de vue hématologique, l'évolution de la pneumonie peut être ainsi schématisée.

L'élévation de température est vite accompagnée d'hyperleucocytose. En réalité il y a une hypoleucocytose primitive comme en témoigne la persistance du pouvoir leucocytolytique vérifié par Manoukhine dans un cas observé au début : hypoleucocytose confirmée par les recherches expérimentales ; mais en clinique il est exceptionnel de pratiquer des examens à ce moment.

Pendant la période d'état, la leucocytolyse disparaît, et il y a antileucocytolyse (Manoukhine et notre observation 28). Les autres examens, trop tardifs, ne nous l'ont pas décelée.

Puis, la crise est annoncée par la réapparition du pouvoir leucocytolysant que suit de plus ou moins près l'exagération de la fragilité leucocytaire. *La défervescence et la chute de la leucocytose* s'accompagnent d'une élévation de l'indice de leucocytolyse et de fragilité.

CRISE. — La crise leucocytaire est un élément *capital* de la crise ; elle précède les autres manifestations dont quelques-unes en sont la résultante. Les travaux récents ont montré l'importance des actes leucocytaires dans la terminaison si remarquable et parfois si brutale de la pneumonie.

Fiessinger et Baufle font jouer un grand rôle aux ferments des leucocytes. L'exacerbation précritique avec augmentation de la leucocytose et ascension de la température, répondrait à un excès de réaction et à un début de leucolyse provoquant une intoxication par le ferment protéolytique. Puis survient l'abaissement de la température. Ils expliquent la baisse concomitante de la leucocytose, à la fois par la fixation des leucocytes au niveau du foyer pneumonique et par la leucolyse.

Le ferment protéolytique ainsi répandu, et d'autre part l'action des leucocytes *in situ*, amèneraient la résolution locale. Les décharges uriques en sont la conséquence indirecte. Cette théorie met bien en relief un des effets de la leucolyse, mais en limite la portée ; et elle ne vise qu'un aspect de la question. Cependant, à côté de la guérison locale, il faut considérer la lutte contre l'intoxication générale : les leucocytes fournissent en outre du ferment protéolytique, divers anticorps.

Au stade d'hyperleucocytose, ils élaborent, emmagasinent des antitoxines et même les laissent diffuser en quantités trop faibles pour entraîner la crise ; néanmoins il en peut résulter des rémissions ou des ébauches de crise. Pendant ce temps, les humeurs se chargent de produits toxiques, jusqu'à un certain degré de saturation ; à ce moment éclate la crise qui va juger le conflit.

. Cotoni l'a comparée à un phénomène d'anaphylaxie, avec sa chute de température, de la tension artérielle et du chiffre leucocytaire : ce serait un phénomène d'*hypersensibilisation* dans lequel l'organisme se défend contre les antigènes par une décharge de ses anticorps « *lytiques* » (suivant la classification de Nicolle). « La destruction est bruyante, explosive et à grands fracas. »

Quoi qu'il en soit de cette hypothèse, c'est à l'*apparition des leucocytolysines* et à la *destruction leucocytaire* consécutive, que doit être attribuée la mise en liberté des anticorps.

Vers la crise, les leucocytes renferment des substances *bactéricides*, comme le prouve l'étude des extraits leucocytaires. Elles sont d'autant plus abondantes qu'on en est plus près (Manoukhine). On ne les trouve dans le plasma que plus tardivement, après la destruction leucocytaire. Les autres éléments figurés du sang n'en contiennent pas.

Pour Metchnikoff l'*alexine* (constituant des ferments bactéricides) ne serait jamais sécrétée, mais seulement répandue par *la phagolyse*.

Les extraits de globules blancs *neutralisent* également *la toxine* pneumococcique, et le plasma acquiert de même un pouvoir *antitoxique* grâce à la *leucolyse*.

Tchistowitch n'a pas trouvé de propriétés bactéricides dans le sang après la crise, il rattache surtout la guérison à l'atténuation de la virulence par les antitoxines, qui permettent ainsi une phagocytose plus efficace.

La phagocytose est encore favorisée par la présence d'*opsonines*. L'indice est plus élevé vers la fin de la maladie (Foix). L'*activité leucocytaire* et le pouvoir leuco-activant sont aussi augmentés.

La crise leucocytaire est décomposable en plusieurs crises : renforcement des propriétés leucocytolytiques du sérum et de son pouvoir leuco-activant, et augmentation de l'activité et de la fragilité leucocytaires. Ces actions associées vont déclencher la crise. Le rôle *essentiel* des leucocytes dans la production des anticorps, donne son importance à la leucocytolyse : les substances bactéricides et antitoxiques ainsi diffusées facilitent l'acte phagocytaire et le renforcent.

La leucocytolyse est nécessaire à la guérison. Dans les cas mortels on ne trouve pas de leucocytolysines, et la fragilité leucocytaire n'est pas accrue.

Lorsque, à la défervescence, ces propriétés ne sont pas nettes, une complication est à redouter.

Mieux que la formule leucocytaire et la leucocytose elles permettent de fixer le pronostic. L'hyperleucocytose est en effet une réaction d'infection, plus qu'une réaction de défense, et si dans la majorité des cas elle est un symptôme de bon augure, cette loi présente des exceptions.

Dans les formes très graves on peut observer de l'hypoleucocytose par inhibition de tous les moyens de défense, et chimiotaxie négative ; elle a été constatée par Tschistowitch et Jourevitch dans les infections expérimentales à pneumocoques ; il semble alors que les phénomènes leucocytolytiques passent au second plan.

L'hyperleucocytose excessive était plus difficile à interpréter comme signe de gravité. L'accroissement du nombre des globules blancs est utile à la défense et à la préparation de la crise : mais il n'y a pas équation nécessaire entre l'intensité de la réaction et la bénignité de la maladie, et une leucocytose intense n'égale pas forcément une phagocytose énergique. Le nombre des leucocytes n'intervient pas seul et il faut tenir compte de leur activité, de leur charge en anticorps, et de l'influence du milieu.

Si l'hyperleucocytose persistait elle deviendrait par elle-même un danger, et pour cette raison encore la leucocytolyse apparaît indispensable. La signification de l'hyperleucocytose ne peut être donnée que par la recherche simultanée des propriétés leucocytolytiques ou de la fragilité leucocytaire qui les traduisent.

La plupart de ces conclusions s'appliquent aux autres infections aiguës, mais l'étude de la pneumonie est particulièrement démonstrative. La toxine diplococcique indifférente pour les leucocytes, ne vient pas troubler les résultats ; la leucocytolyse et les phénomènes qui en dérivent se montrent ici dans toute leur pureté.

## § 2. — **Fièvre typhoïde**.

Dans la fièvre typhoïde, les conclusions ne se dégagent pas avec la même netteté en raison de l'influence de la toxine eberthienne sur les leucocytes. Les faits sont d'interprétation plus délicate et il est impossible de marquer la part des divers facteurs, leur action se combinant de façon assez imprécise.

OBSERVATION 31.

Fièvre typhoïde.

Marthe R..., 12 ans 1/2. — Fièvre typhoïde. Séro-diagnostic positif. Rechute, avant la fin de la défervescence. Plus grave que la 1<sup>re</sup> atteinte.

1<sup>re</sup> *prise de sang*, au commencement de la 2<sup>e</sup> défervescence, au 38<sup>e</sup> jour de la maladie, 5 octobre 1913.

Numération leucocytaire = 9.950.

**Formule leucocytaire.**

| SANG non fragilisé. | | SANG fragilisé. |
|---|---|---|
| 29 (fragiles) . | Polynucléaires . . | 28 |
| 63 . . . | Lymphocytes . . . | 58 |
| 6 . . . | Mononucléaires . . ⎫ | |
| 0,7 . . . | Formes de transition. ⎬ 2 | |
| 0,6 . . . | Basophiles . . . . | |
| 0,7 . . . | Eosinophiles . . . | |
| | Leucocytes détruits . | 12 °/₀ |

*Fragilité leucocytaire :*    *Pouvoir leucocytolysant :*
        12                                »



7

2ᵉ *prise de sang* : 31 décembre, deux mois environ après l'apyrexie.
Numération leucocytaire = 7.250.

Sérum + sang d'épreuve = 8.527
24 heures après . . . = 7.807
Leucocytolyse. . . = 5,8 °/°

*Fragilité leucocytaire :*
————————————
»

*Pouvoir leucocytolysant*
————————————
5,8

Au début de la chute de température définitive, la fragilité leucocytaire n'est pas très grande ; mais la destruction porte exclusivement sur les lymphocytes et les mononucléaires, très augmentés, annonçant le rétablissement de la formule normale.

<h3 style="text-align:center">OBSERVATION 32.</h3>

Fièvre typhoïde.

Simonne Ch..., 11 ans. — Entrée le 4 novembre 1913, au 5ᵉ jour. Forme grave. Délire. Très grosse rate. Hémoculture a donné de l'Éberth. A été traitée par l'autolysat de Vincent : 1/2 centimètre cube le 8 novembre ; 1/2 centimètre cube le 10 novembre.

Amélioration rapide. Défervescence douce du 11ᵉ au 15ᵉ jour, puis la courbe de température dessine une très légère rechute jusqu'au 23ᵉ jour. L'évolution courte, semble avoir été favorablement influencée.

1ʳᵉ *prise de sang :* le 6 novembre, 7ᵉ jour.
Numération leucocytaire = 8.500.

**Formule leucocytaire.**

| SANG non fragilisé. | | SANG fragilisé. |
|---|---|---|
| 50,2 . . . | Polynucléaires . . | 55 |
| 38,7 . . . | Lymphocytes . . . | 29 |
| 7,2 . . . | Mononucléaires . . } | 7 |
| 1,6 . . . | Formes de transition . } | |
| 0,4 . . . | Basophiles. | |
| 1,6 . . . | Eosinophiles . . . | 1 |
| | Leucocytes détruits . | 6,6 °/₀ |
| | (surtout des lymphocytes). | |

Sérum + sang d'épreuve = 4.738
24 heures après . . . = 3.622
Leucocytolyse . . . = 23,5 °/°

*Fragilité leucocytaire :*
————————————
6,6

*Pouvoir leucocytolysant :*
————————————
23,5

2ᵉ *prise de sang* : le 8 novembre, 9ᵉ jour, 4 heures après l'injection de 1/2 centimètre cube d'autolysat.

**Formule leucocytaire.**

Sérum + sang d'épreuve $= 4.725$
24 heures après . . . $= 3.622$
Leucocytolyse . . $= 32,7\,°/_°$

*Fragilité leucocytaire :*
»

*Pouvoir leucocytolysant :*
32,7

3ᵉ *prise de sang* : le 10 novembre, 11ᵉ jour, 4 heures après la 2ᵉ injection de 10 centimètres cubes d'autolysat.

Numération leucocytaire $= 2.800$.

**Formule leucocytaire.**

| SANG non fragilisé. | | SANG fragilisé. | |
|---|---|---|---|
| 72 . . . | Polynucléaires . . | 69 | |
| 19 . . . | Lymphocytes . . . | 16 | |
| 6,5. . . | Mononucléaires . . ⎫ | | 10 |
| 1,5. . . | Formes de transition. ⎬ | | |
| 0,4. . . | Basophiles. | | |
| 0,6. . . | Eosinophiles . . . | 0,7 | |
| | Leucocytes détruits . | 4,3 °/° | |

*Fragilité leucocytaire :*
4,3

Sérum + sang d'épreuve
24 heures après
Leucocytolyse

*Pouvoir leucocytolysant :*
»

4ᵉ *prise de sang* : le 12 novembre, 13ᵉ jour au milieu de la défervescence.

**Formule leucocytaire.**

Sérum + sang d'épreuve $= 5.079$
24 heures après . . . $= 2.295$
Leucocytolyse . . . $= 54,8\,°/_°$

*Fragilité leucocytaire :*
»

*Pouvoir leucocytolysant :*
54,8

La leucopénie très marquée au troisième examen a été peut-être exagérée par l'injection d'autolysat. La fragilité leucocy-

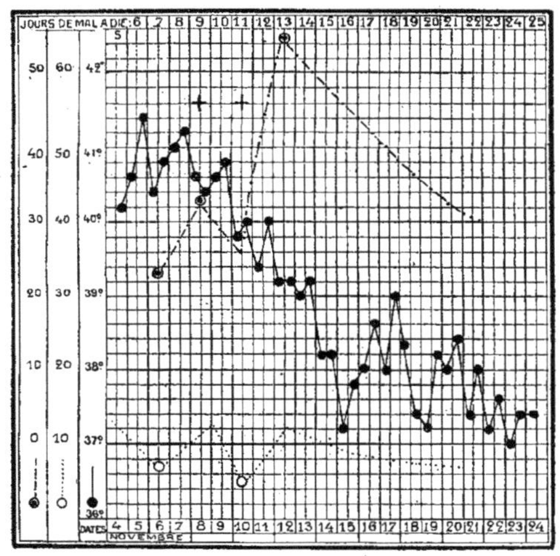

OBSERVATION 32.

+ Autolysat.

——————— Température.
. . . . . . Fragilité leucocytaire.
— . — . — Pouvoir leucocytolysant.

taire est faible. Ne resterait-il que les formes les plus résistantes ?

Le pouvoir leucocytolysant très net dès le premier examen a augmenté pour atteindre son maximum à la défervescence.

## OBSERVATION 33.

*Fièvre typhoïde.*

Angèle Le G..., 14 ans. — Entrée le 11 novembre au 9e jour probable de la maladie. Forme assez grave. Taches rosées abondantes. Rate perceptible à la palpation. Gros foie.

Deux injections d'autolysat le 13 et le 17 novembre. Température autour de 40°, avec légère baisse entre les deux injections.

Évolution normale. Défervescence lente du 19 au 24. A partir du 25 apyrexie complète.

$1^{re}$ *prise de sang*, 14 novembre. Plus de 24 heures après l'injection d'autolysat.

**Formule leucocytaire.**

Sérum + sang d'épreuve = 7.020
24 heures après . . . = 4.017
Leucocytolyse . . . = 41,6 %

*Fragilité leucocytaire :*
»

*Pouvoir leucocytolysant :*
41,6

$2^e$ *prise de sang*, 26 décembre. Plus d'un mois après la chute de la température.

Numération leucocytaire = 8.540.

**Formule leucocytaire.**

SANG fragilisé.

Leucocytes détruits. 9,3 %

Sérum + sang d'épreuve = 6.750
24 heures après . . . = 6.480
Leucocytolyse. . . . = 4 %

*Fragilité leucocytaire :*
9,3

*Pouvoir leucocytolysant :*
4

Le pouvoir leucocytolysant très fort pendant la période d'état a presque complétement disparu à la convalescence. A ce moment la fragilité leucocytaire est normale.

OBSERVATION 34.

*Fièvre typhoïde.*

Madeleine B..., 6 ans et demi. — Fièvre typhoïde, forme moyenne.

*Prise de sang* pour hémoculture au 8ᵉ jour de la maladie. Le sérum a été aussi examiné.

Sérum + sang d'épreuve = 6.795
24 heures après . . . . = 6.367
Leucocytolyse . . . . . = 6,3 %

*Fragilité leucocytaire :*
»

*Pouvoir leucocytolysant :*
6,3

Le pouvoir leucocytolysant est plus faible qu'il n'est habituel à cette période de la fièvre typhoïde. La recherche concomitante de la fragilité leucocytaire qui aurait pu expliquer cette exception n'a pas été faite.

OBSERVATION 35.

*Fièvre typhoïde.*

Alice Ad..., 11 ans. — Vue pour la 1ʳᵉ fois le 9 décembre, le 8ᵉ jour de la maladie.

Hémoculture = Eberth. Forme moyenne. Rate perceptible. Traitée par autolysat (1 centimètre cube le 11 et 1 cm³ 5 le 13 décembre).

*Prise de sang* le 13 décembre, 5 heures après la 2ᵉ injection d'autolysat.

Numération leucocytaire = 4210.

**Formule leucocytaire.**

| SANG non fragilisé. | | SANG fragilisé. | |
|---|---|---|---|
| 73,4 . . . | Polynucléaires . . | 72,5 | |
| 25,3 . . . | Lymphocytes. . . | | |
| 0,7 . . . | Mononucléaires . . | 24,1 | |
| 0,3 . . . | Formes de transition. | | |
| 0,1 . . . | Basophiles . . . | | Sérum + sang d'épreuve = 4.387 |
| » . . . | Eosinophiles . . . | | 24 heures après . . . = 3.397 |
| | Leucocytes détruits . | 3,2 % | Leucocytolyse . . . = 22,5 % |

*Fragilité leucocytaire :*
3,2

*Pouvoir leucocytolysant :*
22,5

*2e prise de sang :* 16 décembre. Défervescence ébauchée.

Numération = 4.520.

**Forme leucocytaire.**

| SANG<br>non fragilisé. | | SANG<br>fragilisé. |
|---|---|---|
| 55 . . . | Polynucléaires . . | 44,3 |
| 42,9 . . . | Lymphocytes. . . | 42,4 |
| 1,3 . . . | Mononucléaires . . | }  0,6 |
| 0,4 . . . | Formes de transition. | |
| 0,1 . . . | Basophiles . . . | |
| 0,1 . . . | Eosinophiles . . . | |
| | Leucocytes détruits. | 12,6 % |

Sérum + sang d'épreuve = 4.230

24 heures après. . . = 3.285

Leucocytolyse. . . . = 17 %

*Fragilité leucocytaire :*
$$\frac{}{12,6}$$

*Pouvoir leucocytolysant :*
$$\frac{}{17}$$

Leucopénie modérée. Pouvoir leucocytolysant net, fragilité leucocytaire faible ; il semble qu'il y ait compensation dans les variations inverses de ces deux facteurs.

OBSERVATION 36.

*Fièvre typhoïde.*

Henriette L..., 2 ans 1/2. — Fièvre typhoïde grave traitée par l'autolysat. Entrée le 30 décembre 1913 au 3e jour de la maladie. Le séro-diagnostic d'abord négatif, devient positif. 3 injections d'autolysat : le 7 janvier, le 10 janvier et le 15 janvier 1914.

Chute brusque de température le 11 janvier et aussitôt reprise de la fièvre.

Défervescence brusque, définitive du 15 au 16. Rate grosse. Taches rosées à la fin de la période d'état.

Influence nette des injections d'autolysat sur la température.

*1re prise de sang :* le 3 janvier.

**Formule leucocytaire.**

Sérum + sang d'épreuve = 8.640

24 heures après. . . = 7.177

Leucocytolyse . . = 16,9 %

*Fragilité leucocytaire :*
$$\frac{}{\text{»}}$$

*Pouvoir leucocytolysant :*
$$\frac{}{16,9}$$

*2e prise de sang :* le 11 janvier, 24 heures après la 2e injection d'autolysat.

**Formule leucocytaire.**

| Sérum + sang d'épreuve = 6 362 |
| 24 heures après. . . = 6.952 |
| Leucocytolyse . . . = nulle. |

*Fragilité leucocytaire :*
»

*Pouvoir leucocytolysant :*
négatif.

Y aurait-il une relation avec l'injection d'autolysat et ne serait-ce pas un effet secondaire ?

## OBSERVATION 37.

*Fièvre typhoïde.*

Marcelle R..., 14 ans. — Ne vient à l'hôpital qu'au 33e jour de sa maladie, le 27 janvier 1914. Long stade amphibole. Apyrexie complète le 11 février. Convalescence normale.

*Prise de sang :* le 28 janvier.

Numération leucocytaire = 6.720.

**Formule leucocytaire.**

| SANG non fragilisé. | | SANG fragilisé. |
|---|---|---|
| 54,8 . . . | Polynucléaires . . | 53,6 |
| 43,8 . . . | Lymphocytes. . . | 38,4 |
| 0,7 . . . | Mononucléaires . . | 0,9 |
| 0,4 . . . | Formes de transition. | |
| 0,2 . . . | Eosinophiles . . . | |
| | Leucocytes détruits. | 7,1 °/₀ |

| Sérum + sang d'épreuve = 5.040 |
| 24 heures après. . . = 4.410 |
| Leucocytolyse . . . = 12,5 °/₀ |

*Fragilité leucocytaire :*
7,1

*Pouvoir leucocytolysant :*
12,5

## OBSERVATION 38.

*Fièvre typhoïde.*

Lucie S..., 6 ans 1/2. — Entrée au 2e jour, le 10 février.

11 *février* : Hémoculture pratiquée donne de l'Eberth. Forme d'intensité moyenne. Prostration. Rate légèrement hypertrophiée. Taches rosées discrètes. Traitée par 4 injections d'autolysat de Vincent ; la durée de la maladie paraît avoir été abrégée.

1re *prise de sang* : 11 février, 4 heures après l'injection d'auto-lysat.

Numération leucocytaire = 5.560.

**Formule leucocytaire.**

| SANG non fragilisé. | | SANG fragilisé. |
|---|---|---|
| 55,4 . . . | Polynucléaires . . | 51,8 |
| 44,9 . . . | Lymphocytes. . . | 38,8 |
| 1,5 . . . | Mononucléaires . . | } 1,6 |
| 1,2 . . . | Formes de transition. | |
| 0 . . . | Eosinophiles . . . | |
| | Leucocytes détruits . | 7,7 % |

Sérum + sang d'épreuve = 7.132
24 heures après . . . = 2.092
Leucocytolyse . . . = 67,8 %

$$\frac{Fragilité\ leucocytaire :}{7,7}$$

$$\frac{Pouvoir\ leucocytolysant :}{67,8}$$

2e *prise de sang*, 15 février (7e jour) une heure après la 3e injection d'autolysat.

Numération leucocytaire = 5.160.

**Formule leucocytaire.**

| SANG non fragilisé. | | SANG fragilisé. |
|---|---|---|
| 43. . . . | Polynucléaires . . | 51,2 |
| 54,5 . . . | Lymphocytes. . . | 42,4 |
| 1,6 . . . | Mononucléaires . . | } 1,6 |
| 0,8 . . . | Formes de transition. | |
| 0. . . . | Eosinophiles . . . | |
| | Leucocytes détruits . | 4,8 % |

Sérum + sang d'épreuve = 8.190
24 heures après . . . = 6.097
Leucocytolyse . . . = 25,5 %

$$\frac{Fragilité\ leucocytaire :}{4,8}$$

$$\frac{Pouvoir\ leucocytolysant :}{25,5}$$

*3ᵉ prise de sang*, 18 février (10ᵉ jour), 24 heures après 4ᵉ injection.
Numération leucocytaire = 8.260.

**Formule leucocytaire.**

| SANG non fragilisé. | | SANG fragilisé. |
|---|---|---|
| 68,4 . . | Polynucléaires . . . | 64 |
| 28,8 . . | Lymphocytes. . . . | 28,2 |
| 1,6 . . | Mononucléaires . . . | |
| 1,2 . . | Formes de transition . | 1,8 |
| | Eosinophiles . . . . | |
| | Leucocytes détruits . . | 5,9 % |

Sérum + sang d'épreuve. = 7.505
24 heures après. . . = 5.085
Leucocytolyse . . = 32,7 %

*Fragilité leucocytaire :*
5,9

*Pouvoir leucocytolysant :*
32,7

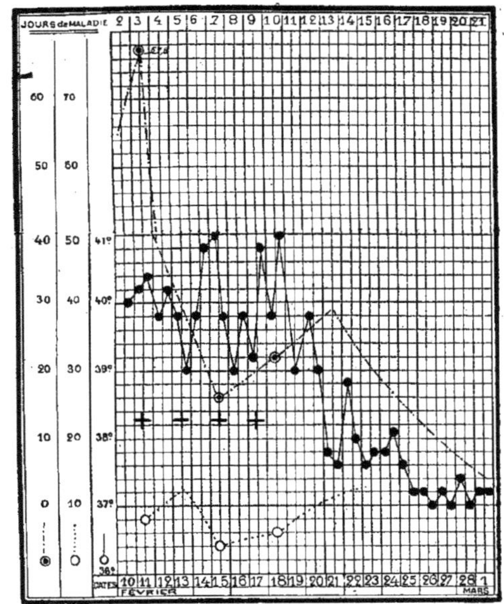


OBSERVATION 38.
+ Autolysat.
———— Température.
. . . . . . Fragilité leucocytaire.
—.—.— Pouvoir leucocytolysant.

## OBSERVATION 39.

### *Fièvre typhoïde.*

Solange Leb.., 10 ans 1/2. — Arrivée, le 24 mars 1914, au 7e jour d'une fièvre typhoïde d'intensité moyenne. Hémoculture positive. Quelques taches rosées. Rate non palpable. Évolution normale. Défervescence en lysis ; traitée par autolysat. Petite rechute du 15 au 23 avril.

1re *prise de sang*, le 25 mars, une heure après l'injection de 1 centimètre cube d'autolysat.

Numération leucocytaire = 7.420.

**Formule leucocytaire.**

| SANG non fragilisé. | | SANG fragilisé. |
|---|---|---|
| 79,9 . . . Polynucléaires. . . | 75,7 | |
| 17,8 . . . Lymphocytes . . . | 1,3 | |
| 0,9 . . . Mononucléaires . . ⎬ » | | |
| 1,3 . . . Formes de transition. ⎭ | | |
| 0 . . . Eosinophiles. . . . | 0 | |
| Leucocytes détruits. 22,9 % | | |

Sérum + sang d'épreuve. = 5.017
24 heures après . . = 3.937
Leucocytolyse . . = 27,4 %

*Fragilité leucocytaire :*
22,9

*Pouvoir leucocytolysant :*
27,4

La destruction s'est faite surtout aux dépens des lymphocytes.

2e *prise de sang*, le 26 mars, 30 heures après la 1re injection.

Sérum + sang d'épreuve. = 3.735
24 heures après . . . = 3.397
Leucocytolyse . . . = 8,5 %

*Fragilité leucocytaire :*
»

*Pouvoir leucocytolysant :*
8,5

3e *prise de sang*, 27 mars, 6 heures après 2e injection de 1 centimètre cube d'autolysat.

Numération leucocytaire = 8.020.

**Formule leucocytaire.**

| SANG<br>non fragilisé. | | SANG<br>fragilisé. | |
|---|---|---|---|
| 74 (très frag) | Polynucléaires. . . | 58,2 | Sérum + sang d'épreuve. = 3.510 |
| 23,4. . . | Lymphocytes . . . | 27,5 | 24 heures après . . . = 3.510 |
| 1,6 . . | Mononucléaires . . } 0,9 | | Leucocytolyse . . . = nulle. |
| 0,9. . . | Formes de transition . } | | Mais pas d'antileucocytolyse |
| 0 . . . | Eosinophiles . . . | 0 | comme l'ont démontré des essais |
| | Leucocytes détruits . | 13,3 % | de neutralisation. |

<table>
<tr><td>Fragilité leucocytaire :<br>13,3</td><td>Pouvoir leucocytolysant :<br>0</td></tr>
</table>

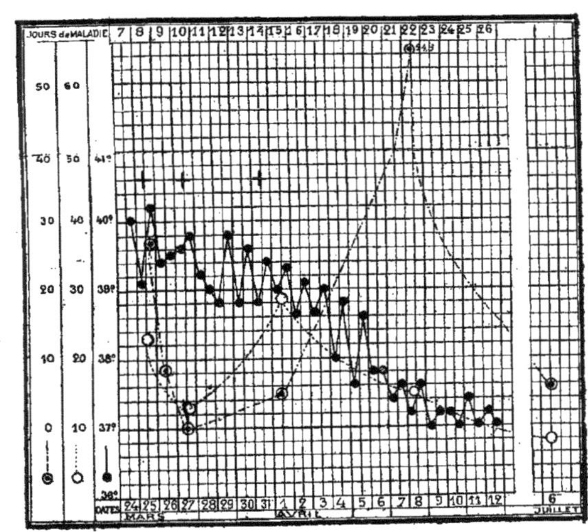

OBSERVATION 39.

+ Autolysat.

———— Température.

. . . . . . Fragilité leucocytaire.

— . — . — Pouvoir leucocytolysant.

4e *prise de sang* : le 1er avril, 6 heures après une 3e injection.
Numération leucocytaire $= 4.400$.

**Formule leucocytaire.**

| SANG non fragilisé. | | SANG fragilisé | |
|---|---|---|---|
| 64,8 . . . | Polynucléaires. . . | 44,3 | |
| 32 . . . | Lymphocytes. . . | 26 | |
| 2. . . . | Mononucléaires | | |
| 0,8 . . . | Formes de transition | | |
| 0,4 . . . | Eosinophiles . . . | | Sérum + sang d'épreuve $= 5.692$ |
| | Leucocytes détruits. | 29,7 % | 24 heures après. . . $= 5.377$ |
| | (surtout des polynucléaires.) | | Leucocytolyse . . . $= 5,8$ % |

*Fragilité leucocytaire :*
29,7

*Pouvoir leucocytolysant :*
5,8

5e *prise de sang* : 8 avril, à la fin de la défervescence.
Numération leucocytaire $= 4.280$.

**Formule leucocytaire.**

| SANG non fragilisé. | | SANG fragilisé. | |
|---|---|---|---|
| 47,1 . . . | Polynucléaires . . | 41,9 | |
| 49 . . . | Lymphocytes. . . | 41,4 | |
| 2,1 . . . | Mononucléaires . . } | 1,1 | |
| 1,8 . . . | Formes de transition. } | | Sérum + sang d'épreuve $= 9.472$ |
| | Eosinophiles. . . | 0,2 | 24 heures après . . . $= 4.320$ |
| | Leucocytes détruits . | 15,3 % | Leucocytolyse. . . $= 54,3$ % |

*Fragilité leucocytaire :*
15,3

*Pouvoir leucocytolysant :*
54,3

L'enfant a été revue le 6 juillet après sa convalescence.

*Prise de sang* à ce moment.
Numération leucocytaire $= 5.720$.

**Formule leucocytaire.**

| SANG non fragilisé. | | SANG fragilisé. | |
|---|---|---|---|
| | Polynucléaires. . . | 55,9 | Sérum + sang d'épreuve $= 4.567$ |
| | Lymphocytes. . . | 37,2 | 24 heures après. . . $= 4.297$ |
| | Leucocytes détruits. | 6,8 % | Leucocytolyse . . . $= 5,9$ % |

*Fragilité leucocytaire :*
6,8

*Pouvoir leucocytolysant :*
5,9

Le pouvoir leucocytolysant et la fragilité leucocytaire nets dans le premier examen paraissent influencés par les injections de vaccin, et les résultats varient avec l'intervalle compris entre ces injections et la prise de sang. Ils augmentent à l'approche de la défervescence, et la leucocytolyse a son maximum à la fin. Trois mois après, on a constaté que ces deux propriétés étaient absolument normales.

OBSERVATION 40.

*Fièvre typhoïde.*

Germaine C..., 12 ans 1/2. — Forme bénigne. Hémoculture négative, mais séro-diagnostic positif. Taches rosées.

*Prise de sang :* 24 avril, pour hémoculture et examen.

Numération leucocytaire = 4.940.

**Formule leucocytaire.**

| SANG<br>non fragilisé. | | SANG<br>fragilisé. | |
|---|---|---|---|
| 65,7 . . . | Polynucléaires. . . | 57,9 | |
| 28,3 . . . | Lymphocytes. . . | 32,7 | |
| 2,9 . . . | Mononucléaires . . ⎱ | 1,1 | |
| 1,6 . . . | Formes de transition. ⎰ | | Sérum + sang d'épreuve = 6.277 |
| 1,4 . . . | Eosinophiles . . . | 1,2 | 24 heures après . . . = 6.165 |
| | Leucocytes détruits . | 7 °/o | Leucocytolyse . . . = 1,7 °/o |

<table>
<tr><td align="center">Fragilité leucocytaire :<br><hr>7</td><td align="center">Pouvoir leucocytolysant :<br><hr>1,7</td></tr>
</table>

Les résultats d'un seul examen n'ont qu'une valeur très relative. La leucopénie qui existait à ce moment permet de les expliquer : la leucocytolyse étant arrêtée par absorption des leucocytolysines, ou saturation du sérum par des produits empêchants et les leucocytes les plus fragiles ayant disparu.

OBSERVATION 41.

*Fièvre typhoïde.*

Fernand F..., 13 ans 1/2. Entré le 18 juin au 4e jour de la maladie. État général grave. Prostration. Rate très grosse. Taches rosées.

Hémoculture positive le 18 juin, sérodiagnostic le 24 juin positif. A reçu une seule injection d'autolysat le 24 juin.

La défervescence commence pour aboutir très lentement à l'apyrexie le 3 juillet.

1<sup>re</sup> *prise de sang* : 19 juin, 5<sup>e</sup> jour.

**Formule leucocytaire.**

Sérum + sang d'épreuve $= 6.682$
24 heures après . . . $= 4.642$
Leucocytolyse. . . . $= 31 \,°/_0$

*Fragilité leucocytaire :*
——————————
»

*Pouvoir leucocytolysant :*
——————————
31

2<sup>e</sup> *prise de sang* : 24 juin, 10<sup>e</sup> jour, une heure après l'autolysat.

Numération leucocytaire $= 5.350$.

**Formule leucocytaire.**

SANG non fragilisé.　　　　　　　SANG fragilisé.

| | |
|---|---|
| Polynucléaires. . . | 62,8 |
| Lymphocytes. . . | 28,9 |
| Mononucléaires . . ⎱ | |
| Formes de transition ⎰ | 1,3 |
| Leucocytes détruits. | 6,9 °/<sub>0</sub> |

Sérum + sang d'épreuve $= 6.907$
24 heures après . . . $= 5.047$
Leucocytolyse . . . $= 27,3 \,°/_0$

*Fragilité leucocytaire :*
——————————
6,9

*Pouvoir leucocytolysant :*
——————————
27,9

3<sup>e</sup> *prise de sang* (48 heures après l'autolysat). Pendant la défervescence, 26 juin.

Numération leucocytaire $= 7.300$.

**Formule leucocytaire.**

SANG non fragilisé.　　　　　　　SANG fragilisé.

| | |
|---|---|
| Polynucléaires . . | 47 |
| Lymphocytes. . . | 28,5 |
| Mononucléaires . . ⎱ | |
| Formes de transition. ⎰ | 4 |
| Leucocytes détruits. | 23,5 °/<sub>0</sub> |

Sérum + sang d'épreuve $= 7.177$
24 heures après . . . $= 5.940$
Leucocytolyse . . . $= 17,2 \,°/_0$

*Fragilité leucocytaire :*
——————————
23,5

*Pouvoir leucocytolysant :*
——————————
17,2

4ᵉ *prise de sang*, le 3 juillet. Fin de la défervescence.

Numération leucocytaire = 5.180.

| *Fragilité leucocytaire :* | | *Pouvoir leucocytolysant :* |
|:---:|:---:|:---:|
| 49 | | 45 |

5ᵉ *prise de sang*, le 6 juillet.

Numération leucocytaire = 6.420.

| *Fragilité leucocytaire :* | | *Pouvoir leucocytolysant :* |
|:---:|:---:|:---:|
| 38,9 | | 27,2 |

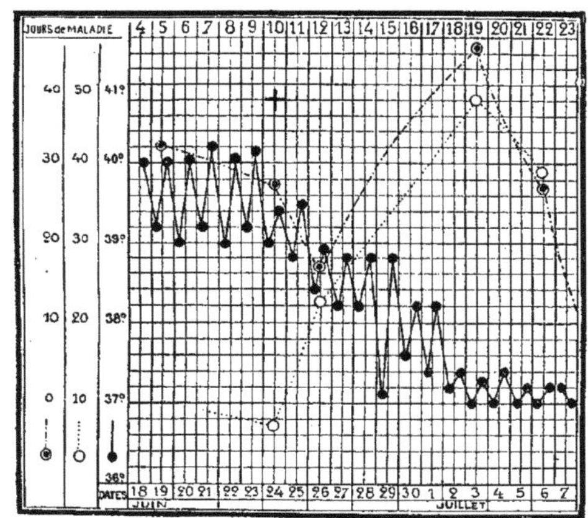


OBSERVATION 41.

+ Autolysat.

————— Température.
. . . . . . Fragilité leucocytaire.
— . — . — Pouvoir leucocytolysant.

Le pouvoir leucocytolysant et la fragilité leucocytaire constamment marqués à la défervescence persistent au début de la convalescence et ne s'abaissent que lentement.

OBSERVATION 42.

*Fièvre typhoïde.*

Anna Bel..., 11 ans. — Forme moyenne. Entrée le 23 juin 1914, au 5e jour. Hémoculture. — Séro-diagnostic + le 25 juin. Pas de prostration. Taches rosées. Grosse rate. Défervescence lente.

1re *prise de sang*, le 24 juin.

Numération leucocytaire = 5.160.

**Formule leucocytaire.**

|  SANG non fragilisé. | | | SANG fragilisé. | |
|---|---|---|---|---|
| Polynucléaires . . | 37,4 | | | |
| Lymphocytes. . . | 36,5 | | | |
| Mononucléaires . . | } 2,4 | | Sérum + sang d'épreuve = 7.137 | |
| Formes de transition. | | | 24 heures après . . . = 5.512 | |
| Leucocytes détruits. | 23,6 % | | Leucocytolyse . . . = 22,7 % | |

<table>
<tr><td>Fragilité leucocytaire :<br>23,6</td><td>Pouvoir leucocytolysant :<br>22,7</td></tr>
</table>

2e *prise de sang*, le 26 juin après 1re injection d'autolysat.

**Formule leucocytaire.**

|  SANG non fragilisé. | | | SANG fragilisé. | |
|---|---|---|---|---|
| Polynucléaires . . | 30,7 | | | |
| Lymphocytes. . . | 32,8 | | | |
| Mononucléaires . . | } 0,8 | | Sérum + sang d'épreuve = 7.245 | |
| Formes de transition. | | | 24 heures après . . . = 5.512 | |
| Leucocytes détruits. | 35,7 % | | Leucocytolyse . . . = 23,9 % | |

<table>
<tr><td>Fragilité leucocytaire :<br>35.7</td><td>Pouvoir leucocytolysant :<br>23,9</td></tr>
</table>

8

3° *prise de sang*, le 30 juin. Plus de 24 heures après la 2° injection d'autolysat et au début de la défervescence.

Numération leucocytaire = 5.520.

**Formule leucocytaire.**

| SANG non fragilisé. | | SANG fragilisé. | |
|---|---|---|---|
| Polynucléaires . . | 28,8 | | |
| Lymphocytes. . . | 23,7 | | |
| Mononucléaires . . ⎱ | » | Sérum + sang d'épreuve = 5.197 | |
| Formes de transition. ⎰ | | 24 heures après . . . = 3.127 | |
| Eosinophiles . . . | 0,7 | | |
| Leucocytes détruits. | 46,7 °/₀ | Leucocytolyse . . . = 37,1 °/₀ | |

*Fragilité leucocytaire :*
46,7

*Pouvoir leucocytolysant :*
37,1

4° *prise de sang*, le 2 juillet. Au milieu de la défervescence.

**Formule leucocytaire.**

| SANG non fragilisé. | | SANG fragilisé. | |
|---|---|---|---|
| Polynucléaires . . | 26,6 | | |
| Lymphocytes. . . | 16,6 | | |
| Mononucléaires . . | | Sérum + sang d'épreuve = 5.040 | |
| Eosinophiles. . . | 1,7 | 24 heures après . . . = 4.230 | |
| Leucocytes détruits. | 55 °/₀ | Leucocytolyse. . . . = 16 °/₀ | |

*Fragilité leucocytaire :*
55

*Pouvoir leucocytolysant :*
16

5° *prise de sang*, le 5 juillet. A la fin de la défervescence.

Numération leucocytaire = 3.900.

**Formule leucocytaire.**

| SANG non fragilisé. | | SANG fragilisé. | |
|---|---|---|---|
| Polynucléaires . . | 22,2 | Sérum + sang d'épreuve = 5.242 | |
| Lymphocytes. . . | 34,6 | 24 heures après . . . = 4.162 | |
| Leucocytes détruits. | 43,2 °/₀ | Leucocytolyse . . . = 20,6 °/₀ | |

*Fragilité leucocytaire :*
43,2

*Pouvoir leucocytolysant :*
20,6

6° *prise de sang*, le 6 juillet.

| *Fragilité leucocylaire :* | *Pouvoir leucocytolysant :* |
|:---:|:---:|
| 24 | » |

La fragilité leucocytaire et le pouvoir leucocytolysant sont très forts ici. Ils présentent des variations dissociées, si bien que les

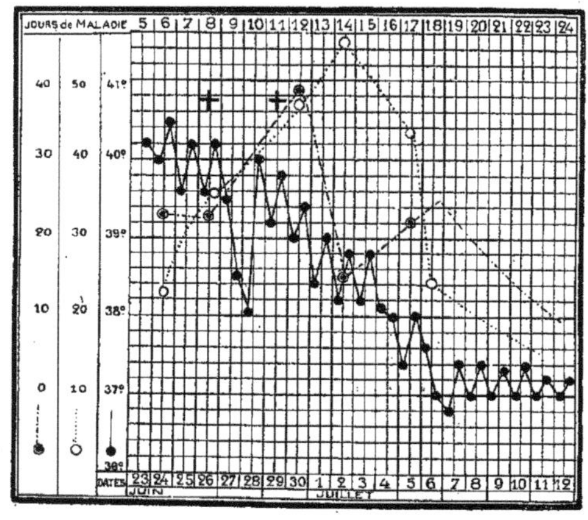



OBSERVATION 42.

+ Autolysat.

——————— Température.
. . . . . . . . Fragilité leucocytaire.
— . — . — Pouvoir leucocytolysant.

taux les plus élevés ne se correspondent pas exactement sur la courbe.

La leucopénie est franche mais non excessive.

OBSERVATION 43.

*Fièvre typhoïde.*

Yvonne P..., 10 ans 1/2. — Fièvre typhoïde légère. Séro-diagnostic fortement positif. Très grosse rate.

*Prise de sang :* au moment de la défervescence.

Numération leucocytaire = 8.300.

**Formule leucocytaire.**

| SANG non fragilisé. | | SANG fragilisé. |
|---|---|---|
| 42,7 . . . | Polynucléaires. . . | 36 |
| 50,6 . . . | Lymphocytes. . . | 51,9 |
| 3,3 . . . | Mononucléaires . . ⎱ | 3 |
| 0,9 . . . | Formes de transition. ⎰ | |
| 0,7 . . . | Basophiles. . . . | |
| 1,7 . . . | Eosinophiles . . . | 2 |
| | Leucocytes détruits . | 7 % |

| *Fragilité leucocytaire :* | *Pouvoir leucocytolysant :* |
|---|---|
| 7 | » |

OBSERVATION 44.

*Fièvre typhoïde* (forme grave).

Léonie P..., 13 ans. — Entrée le 26 juin au 6e jour. Douleur dans la région appendiculaire qui fait hésiter le diagnostic. Hémoculture = Eberth.

On a fait 2 injections d'autolysat (3 et 8 juillet) qui n'ont paru avoir aucune influence.

Fièvre élevée, oscillations autour de 40°. Complications pulmonaires. Forme traînante. Apyrexie complète à la fin d'août.

1$^{re}$ *prise de sang*, le 29 juin, 9$^e$ jour.

Numération leucocytaire $= 4.140$.

**Formule leucocytaire.**

SANG
non fragilisé.

SANG
fragilisé.

| | |
|---|---|
| Polynucléaires. . . | 75,2 |
| Lymphocytes. . . | 16,7 |
| Mononucléaires . . | |
| Formes de transition. | 0,8 |
| Basophiles. . . . | |
| Eosinophiles . . . | |
| Leucocytes détruits . | 7,2 % |

Sérum $+$ sang d'épreuve $= 5.107$
24 heures après . . . $= 5.152$
Leucocytolyse. . . . $=$ nulle.

*Fragilité leucocytaire :*
$$\overline{7,2}$$

*Pouvoir leucocytolysant :*
$$\overline{0}$$

2$^e$ *prise de sang*, le 2 juillet.

**Formule leucocytaire.**

SANG
non fragilisé.

SANG
fragilisé

| | |
|---|---|
| Polynucléaires. . . | 42,3 |
| Lymphocytes. . . | 32,6 |
| Mononucléaires . . | |
| Formes de transition. | 0,7 |
| Eosinophiles . . . | 1,1 |
| Leucocytes détruits . | 23,3 % |

Sérum $+$ sang d'épreuve $= 4.950$
24 heures après . . . $= 4.477$
Leucocytolyse . . . $= 9,5$ %

*Fragilité leucocytaire :*
$$\overline{23,3}$$

*Pouvoir leucocytolysant :*
$$\overline{9,5}$$

3$^e$ *prise de sang*, le 5 juillet, 48 heures après l'autolysat.

**Formule leucocytaire.**

Leucocytes détruits . 43,8 %

Sérum $+$ sang d'épreuve $= 4.770$
24 heures après . . . $= 4.095$
Leucocytolyse . . . $= 14,1$ %

*Fragilité leucocytaire :*
$$\overline{43,8}$$

*Pouvoir leucocytolysant :*
$$\overline{14,1}$$

4e *prise de sang*, le 8 juillet 24 heures, après 2e injection d'autolysat.

**Formule leucocytaire.**

<table>
<tr><td>SANG<br>non fragilisé.</td><td></td><td>SANG<br>fragilisé.</td><td></td></tr>
<tr><td>Polynucléaires. . .</td><td>50,6</td><td></td><td></td></tr>
<tr><td>Lymphocytes. . .</td><td>36,8</td><td></td><td></td></tr>
<tr><td>Mononucléaires . . )<br>Formes de transition. )</td><td>1,3</td><td></td><td></td></tr>
<tr><td>Basophiles. . . .</td><td></td><td>Sérum + sang d'épreuve = 8.640</td><td></td></tr>
<tr><td>Eosinophiles . . .</td><td>0,9</td><td>24 heures après . . . = 8.595</td><td></td></tr>
<tr><td>Leucocytes détruits .</td><td>10,3 %</td><td>Leucocytolyse. . . . = nulle.</td><td></td></tr>
</table>

*Fragilité leucocytaire :*
———————
10,3

*Pouvoir leucocytolysan :*
———————
0

5e *prise de sang*, le 11 juillet.

Numération leucocytaire = 4.660.

**Formule leucocytaire.**

Leucocytes détruits .    46,2 %   Sérum + sang d'épreuve = 8.572
24 heures après . . . = 6.862
Leucocytolyse. . . . = 20 %

*Fragilité leucocytaire :*
———————
46,2

*Pouvoir leucocytolysant :*
———————
20

6e *prise de sang*, le 13 juillet.

Numération leucocytaire = 3.780.

**Formule leucocytaire.**

<table>
<tr><td>SANG<br>non fragilisé.</td><td></td><td>SANG<br>fragilisé.</td></tr>
<tr><td>Polynucléaires. . .</td><td>51,4</td><td>Sérum + sang d'épreuve = 8.347</td></tr>
<tr><td>Lymphocytes. . .</td><td>16,2</td><td>24 heures après . . . = 7.762</td></tr>
<tr><td>Leucocytes détruits .</td><td>32,4 %</td><td>Leucocytolyse. . . . = 8 %</td></tr>
</table>

*Fragilité leucocytaire :*
———————
32,4

*Pouvoir leucocytolysant :*
———————
8

7° *prise de sang*, le 26 juillet.

Numération leucocytaire = 6.700.

**Formule leucocytaire**.

| SANG<br>non fragilisé. | | SANG<br>fragilisé. |
|---|---|---|
| Polynucléaires. . . | 32,5 | |
| Lymphocytes. . . | 47,9 | |
| Mononucléaires . . ⎫ | 1,2 | |
| Formes de transition. ⎬ | | |
| Basophiles. . . . | | |
| Eosinophiles . . . | | |
| Leucocytes détruits . | 18,3 °/₀ | » |

*Fragilité leucocytaire :*
<br>18,3

*Pouvoir leucocytolysant :*
<br>»

Les examens ont été suspendus.

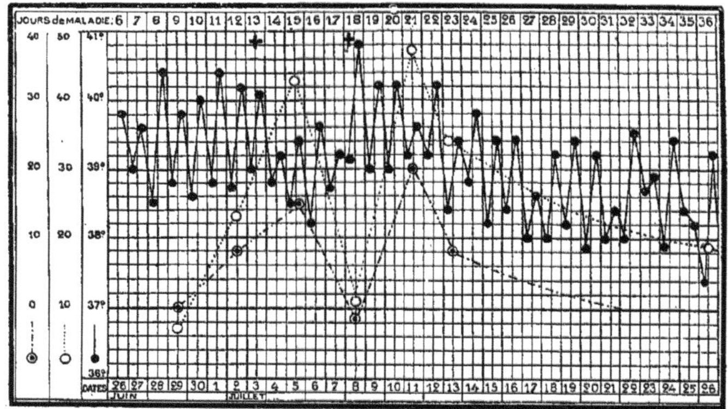

OBSERVATION 44.

+ Autolysat.

——————— Température.
. . . . . . Fragilité leucocytaire.
— . — . — Pouvoir leucocytolysant.

Ce qui caractérise en somme cette observation c'est le taux

élevé de la fragilité leucocytaire et surtout l'irrégularité des courbes de fragilité et de leucocytolyse.

La numération leucocytaire a aussi donné des résultats très divers.

OBSERVATION 45.

Émile B..., 4 ans 1/2. — Supposé tout d'abord suspect de fièvre typhoïde (son père étant atteint de fièvre typhoïde depuis quelques jours).

L'hémoculture faite le 16 avril est restée négative. Le 17 avril, le diagnostic de fièvre typhoïde paraissant très probable, on fait une injection de 1 centimètre cube d'autolysat. Mais les jours suivants, la température baisse et le diagnostic doit être rejeté.

1<sup>re</sup> *prise de sang* : le 16 avril 1914.
Numération leucocytaire = 6.180.

**Formule leucocytaire.**

| SANG non fragilisé. | | SANG fragilisé. | |
|---|---|---|---|
| 57,8 . . . | Polynucléaires . . | 48,6 | |
| 38,7 . . . | Lymphocytes. . . | 35,9 | |
| 1,9 . . . | Mononucléaires . . ⎞ | | |
| 1,5 . . . | Formes de transition. ⎠ 1,7 | | Sérum + sang d'épreuve = 6.367 |
| | Eosinophiles . . . | 0,2 | 24 heures après . . . = 6.360 |
| | Leucocytes détruits . | 13,5 °/₀ | Leucocytolyse . . . = 0 |

<table>
<tr><td align="center">*Fragilité leucocytaire :*<br>—————————<br>13,5</td><td align="center">*Pouvoir leucocytolysant :*<br>—————————<br>Probablement négatif.</td></tr>
</table>

2° *prise de sang* : 18 avril, 6 heures après l'injection d'autolysat.
Numération leucocytaire = 9.420.

**Formule leucocytaire.**

| SANG non fragilisé. | | SANG fragilisé. | |
|---|---|---|---|
| 59,7 . . . | Polynucléaires . . | 49,5 | |
| 37,7 . . . | Lymphocytes. . . | 33,1 | |
| 1,9 . . . | Mononucléaires . . ⎞ | | |
| 0,4 . . . | Formes de transition. ⎠ 1,3 | | Sérum + sang d'épreuve = 5.917 |
| 0,2 . . . | Eosinophiles . . . | | 24 heures après . . . = 4.972 |
| | Leucocytes détruits . | 16,1 °/₀ | Leucocytolyse . . = 15,9 °/₀ |

<table>
<tr><td align="center">*Fragilité leucocytaire :*<br>—————————<br>16,1</td><td align="center">*Pouvoir leucocytolysant :*<br>—————————<br>15,9</td></tr>
</table>

Il ne s'agissait pas comme l'évolution l'a prouvé d'une fièvre typhoïde. Mais nous plaçons ici cette observation à cause de l'injection d'autolysat. Il semble qu'à la sixième heure, c'est-à-dire assez tôt après l'injection le pouvoir leucocytolysant et la fragilité leucocytaire soient augmentés. Mais la fièvre et l'état de l'enfant viennent forcément troubler le résultat, et cette injection n'équivaut pas à une véritable expérience.

D'après ces chiffres il est difficile d'avoir une idée d'ensemble de la *leucocytolyse* et de la *fragilité leuçocytaire* dans la fièvre typhoïde.

Achard et Foix signalent une diminution de la résistance leucocytaire qui augmente et se rapproche de la normale à la défervescence.

Carles et Mauriac ont noté des variations irrégulières de la *fragilité* qui est en général au-dessous de la normale pendant la période d'état.

Secousse a de même constaté cette fragilité avec retour plus ou moins rapide au taux moyen à la fin de la période fébrile. Dans un cas elle a diminué brusquement à la suite d'hémorragies intestinales.

Manoukhine a trouvé la leucocytolyse plus accusée dans les formes graves.

Dans nos observations, elle atteint à la période d'état des chiffres variables. L'indice de fragilité est très inégal. Dans certains examens où la leucocytolyse est nette et la leucopénie franche (obs. 32), il est en deçà des chiffres ordinaires, ce que l'on pourrait attribuer à la persistance des leucocytes les moins fragiles (obs. 35, 32) à ce moment, tandis qu'il est souvent plus fort avec une leucocytolyse moyenne.

Vraisemblablement, l'organisme réagit à la période d'état par la production d'antileucocytolysines et à la défervescence, par une décharge de leucocytolysines ; mais les résultats sont modifiés par l'action des toxines leuconocives. Suivant le moment et l'intensité de l'infection, ces deux influences : effet de la toxine d'une part, réaction de l'organisme de l'autre, s'ajoutent ou se compensent; et le problème offre trop d'inconnues, trop de facteurs entrent en jeu pour qu'il en sorte une solution nette.

A la défervescence, une leucocytolyse forte s'accusera à peine sur la courbe, si la destruction par les toxines est en même temps très diminuée.

Elle est à peu près constante à ce moment, et coïncide avec une augmentation de la fragilité. A la convalescence l'équilibre se rétablit. Mais les tracés sont beaucoup moins nets que dans la pneumonie. Les recherches étant discontinues et irrégulières, certaines conditions et certains états intermédiaires nous échappent.

Les rechutes et les complications par suite de l'association extrêmement variable des facteurs ne se reflètent pas toujours sur la courbe d'une façon évidente ; cependant, si, après la chute de température la leucocytolyse reste élevée. des réserves s'imposent.

Des considérations précédentes il appert que la leucolyse, dans la fièvre typhoïde, ne donne aucune indication pour le pronostic ; et dans bien des cas, son interprétation dans un sens favorable serait erronée.

Les formes graves peuvent fournir un taux élevé de destruction en dehors de toute intervention leucocytolysinique et les indices les plus forts nous ont été fournis par les cas les plus sérieux.

Tout ceci rend compte des variations de la formule et du chiffre leucocytaire qui n'obéissent à aucune règle fixe dans cette affection. Dans des observations cliniquement analogues les formules opposées se rencontrent. Vu la réaction thermique et comparativement aux autres infections aiguës il y a au moins une leucopénie relative; mais en chiffres absolus, la leucopénie et l'hypopolynucléose sont moins nettes et moins fréquentes qu'il n'est classique de le dire. On ne peut s'appuyer sur l'intensité de la leucopénie, des propriétés leucocytolysantes et de la fragilité leucocytaire pour établir un pronostic; cependant, si elles sont excessives, la signification sera plutôt défavorable; mais il est plus sûr de se baser sur le pouvoir leuco-activant et l'activité leucocytaire ici plus démonstratifs. En revanche elles semblent avoir plus de valeur pour le diagnostic. Il convient de rester prudent dans cette voie et de ne pas trop généraliser, et nous ne voulons pas dire qu'elles suffisent à l'affirmer; mais lorsque, dans une affection fébrile, on ne constate ni leucolyse, ni fragilité, il ne s'agit probablement pas de fièvre typhoïde.

Nous relatons plus loin quelques observations intéressantes à ce point de vue (66, 67, 68, 69 et 70); elles avaient été d'abord étiquetées fièvre typhoïde, mais l'absence de fragilité et des propriétés leucocytolytiques, jointe à une hyperleucocytose élevée, a fait rejeter ce diagnostic.

INFLUENCE DE LA VACCINOTHÉRAPIE. — Presque tous nos malades ont reçu des injections de *vaccin anti-typhoïdique* (Autolysat de Vincent) qui ont paru avoir une action favorable. D'Œlnitz (avec le vaccin bacillaire) a observé de l'hyperleucocytose. Dans un cas il y a eu d'abord exagération de la leucopénie. Les modifications hématologiques sont parfois très vagues. La destruction leucocytaire a été franchement accrue dans l'observation 32, où la leucopénie a été maxima ; la fragilité leucocytaire était au contraire abaissée.

L'augmentation de la leucocytolyse, au degré près, paraît être la réaction initiale, dans les premières heures ; plus tard elle est diminuée. Dans l'observation 45 que les circonstances rendent plus probante, le sérum indifférent avant l'injection est devenu leucocytolysant 6 heures après, et la fragilité leucocytaire a augmenté.

Le vaccin aiderait-il à la leucocytolyse *spécifique* sans agir directement *sur les leucocytes?*

Dans l'ensemble, les rechutes ont été moins fréquentes et lorsqu'elles se sont produites, plus légères et plus courtes. Par cette leucocytolyse spécifique, donnerait-il une immunisation plus précoce? Ce n'est là qu'une hypothèse, et la complexité des facteurs empêche de bien saisir l'influence de ce traitement.

## § 3. — **Diphtérie.**

### OBSERVATION 46.

#### *Angine diphtérique.*

Blanche C..., 8 ans 1/2. — 1re atteinte de diphtérie en janvier 1913. Entre le 25 décembre 1913. Fausse membrane sur les piliers postérieurs (Bacilles moyens). Température autour de 38°.

26 *décembre :* 1re injection de 30 centimètres cubes de sérum.

28 *décembre :* 2e injection de 20 centimètres cubes de sérum.

29 *décembre :* Guérison locale.

*Prise de sang, moins de 24 heures* après la 2e injection de sérum.

Numération leucocytaire = 8.880.

**Formule leucocytaire.**

| SANG non fragilisé. | | Polynucléaires . . | SANG fragilisé. | |
|---|---|---|---|---|
| 66,3 . . . | | Polynucléaires . . | 61,6 | |
| 30,2 . . . | | Lymphocytes. . . | 31,4 | |
| 0,6 . . . | | Mononucléaires . . ⎫ | 0,2 | |
| 0,4 . . . | | Formes de transition. ⎬ | | Sérum + sang d'épreuve = 7.020 |
| 2,4 . . . | | Eosinophiles . . . | 2 | 24 heures après. . . = 5.040 |
| | | Leucocytes détruits . | 4,8 °/₀ | Leucocytolyse . . = 28,2 °/₀ |

*Fragilité leucocytaire :*
4.8

*Pouvoir leucocytolysant :*
28,2

### OBSERVATION 47.

#### *Angine diphtérique.*

André B..., 15 ans. — Angine diphtérique. Bacilles moyens. Pas de fièvre. Excellent état général. 40 centimètres cubes de sérum, le 15 janvier ; 20 centimètres cubes de sérum, le 17 janvier.

1<sup>re</sup> *prise de sang* : le 15 janvier, immédiatement avant l'injection de sérum.

Numération leucocytaire = 8.520.

**Formule leucocytaire.**

| SANG non fragilisé. | | SANG fragilisé. | |
|---|---|---|---|
| 48,5 . . . | Polynucléaires . . | 49,8 | |
| 49 . . . | Lymphocytes. . . | 42 | |
| 0,9 . . . | Mononucléaires . . ⎱ | | Sérum + sang d'épreuve = 7.672 |
| 0,4 . . . | Formes de transition. ⎰ 0,9 | | 24 heures après. . . = 7.830 |
| 1,1 . . . | Eosinophiles . . . | 1,1 | Antileucocytolyse. |
| | Leucocytes détruits . | 6,2 % | |

*Fragilité leucocylaire :*
________
6,2

*Pouvoir leucocytolysant :*
________
négatif.

2° *prise de sang* : 16 janvier, moins de 24 heures après l'injection de sérum.

Numération leucocytaire = 7.140.

**Formule leucocytaire.**

| SANG non fragilisé | | SANG fragilisé. | |
|---|---|---|---|
| 58,9 (fragiles). | Polynucléaires . . | 56,2 | |
| 36,3 . . . | Lymphocytes. . . | 37,2 | |
| 1,5 . . . | Mononucléaires . . ⎱ | | |
| 1,5 . . . | Formes de transition. ⎰ 0,6 | | |
| 0,4 . . . | Basophiles . . . | | Sérum + sang d'épreuve = 7.830 |
| 1,3 . . . | Eosinophiles. . . | 0,8 | 24 heures après. . . = 6.817 |
| | Leucocytes détruits. | 5,2 % | Leucocytolyse. . . = 12,9 % |

*Fragilité leucocytaire :*
________
5,2

*Pouvoir leucocytolysant :*
________
12,9

3e *prise de sang*, le 18 janvier, **24** heures après la 2° injection.
Numération leucocytaire 9.380.

**Formule leucocytaire.**

| SANG non fragilisé | | SANG fragilisé | |
|---|---|---|---|
| 73,1 . . . | Polynucléaires . . | 61,2 | |
| 24,6 . . . | Lymphocytes. . . | 26,5 | |
| 1,7 . . . | Mononucléaires . . } | 0,7 | |
| 0,7 . . . | Formes de transition. } | | Sérum + sang d'épreuve = 7.447 |
| 0,4 . . . | Eosinophiles . . . | 0,5 | 24 heures après. . . = 6,615 |
| | Leucocytes détruits . | 11 °/₀ | Leucocytolyse. . . = 11,1 ₀/° |

*Fragilité leucocytaire :*
11

*Pouvoir leucocytolysant :*
11,1

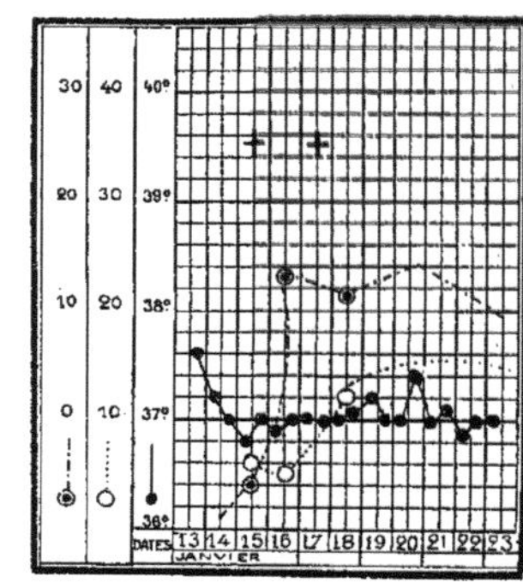

OBSERVATION 47.

+ Injection de sérum.

——————— Température.
. . . . . . Fragilité leucocytaire.
— . — . — Pouvoir leucocytolysant.


OBSERVATION 48.

*Angine diphtérique.*

Raymond Ch..., 14 ans. — Forme bénigne. 31 janvier, injection de 30 centimètres cubes de sérum. L'injection n'a pas été renouvelée. Sorti le 15 février.

1re *prise de sang*, le 30 janvier avant l'injection.

Numération leucocytaire = 6.080.

**Formule leucocytaire.**

| SANG non fragilisé | | SANG fragilisé | |
|---|---|---|---|
| 56,4 . . . | Polynucléaires . . | 38 | |
| 40,3 . . . | Lymphocytes. . . | 32 | |
| 1,2 . . . | Mononucléaires . . | | |
| 0,7 . . . | Formes de transition. | » | Sérum + sang d'épreuve = 5.320 |
| 1,3 . . . | Eosinophiles . . . | 0,8 | 24 heures après. . . = 5.297 |
| | Leucocytes détruits . | 28,3 o/o | Leucocytolyse . . . = nulle. |

| *Fragilité leucocytaire :* | *Pouvoir leucocytolysant :* |
|---|---|
| 28,3 | 0 ou même négatif. |

2e *prise de sang*, le 1er février, moins de 24 heures après l'injection.

Numération leucocytaire = 5.200.

**Formule leucocytaire.**

| SANG non fragilisé | | SANG fragilisé | |
|---|---|---|---|
| 54,7 . . . | Polynucléaires . . | 30,7 | |
| 41,5 . . . | Lymphocytes. . . | 22,7 | |
| 1,7 . . . | Mononucléaires . . | | |
| 1 . . . | Formes de transition. | 1,1 | Sérum + sang d'épreuve = 6.277 |
| 1,1 . . . | Eosinophiles. . . | | 24 heures après . . . = 5.147 |
| | Leucocytes détruits. | 45,4 % | Leucocytolyse . . . = 11,4 % |

| *Fragilité leucocytaire :* | *Pouvoir leucocytolysant :* |
|---|---|
| 45,4 | 11,4 |

La fragilité leucocytaire déjà grande a été accrue par l'injection de sérum qui a fait apparaître également des propriétés leucocytolytiques.

## OBSERVATION 49.

### *Angine diphtérique.*

Charles H..., 7 ans. — Diphtérie cliniquement légère. Bacilles moyens. 1re injection de 20 centimètres cubes de sérum le 5 février 1914, 2e injection le 8 février. Est parti le 22 février en bon état.

1re *prise de sang*, le 6 février, moins de 24 heures après la 1re injection.

Numération leucocytaire = 6.180.

**Formule leucocytaire.**

| SANG non fragilisé | | SANG fragilisé | |
|---|---|---|---|
| 48,3 (fragiles). | Polynucléaires . . | 37,2 | |
| 45 . . . | Lymphocytes. . . | 42 | |
| 2 . . . | Mononucléaires . . ⎫ | | |
| 1 . . . | Formes de transition. ⎭ | 1,6 | Sérum + sang d'épreuve = 4.095 |
| 3,6 . . . | Eosinophiles . . . | 3,1 | 24 heures après. . . = 4.162 |
| | Leucocytes détruits. | 16 °/₀ | Antileucocytolyse probable. |

*Fragilité leucocytaire :*
16

*Pouvoir leucocytolysant :*
négatif.

2e *prise de sang* le 9 février, 24 heures après la 2e injection de sérum.

Numération leucocytaire = 7.120.

**Formule leucocytaire.**

| SANG non fragilisé | | SANG fragilisé | |
|---|---|---|---|
| 47,3 (fragiles). | Polynucléaires . . | 43,9 | |
| 44,6 . . . | Lymphocytes . . . | 32,4 | |
| 1,8 . . . | Mononucléaires . . ⎫ | | |
| 0,8 . . . | Formes de transition. ⎭ | 1,3 | Sérum + sang d'épreuve = 7.447 |
| 5,5 . . . | Eosinophiles . . . | 6 | 24 heures après. . . = 7.447 |
| | Leucocytes détruits . | 16,3 °/₀ | Antileucocytolyse. . . |

*Fragilité leucocytaire :*
16,3

*Pouvoir leucocytolysant :*
négatif

Les prélèvements de sang ont été faits assez tard après l'injection du sérum, peut-être au moment de la réaction secondaire, d'où la constatation des propriétés antileucocytolytiques tandis que la fragilité leucocytaire persiste encore.

### OBSERVATION 50.

*Angine diphtérique.*

Henriette R..., 10 ans. — Angine légère (bacilles moyens).
13 *juin*, 20 centimètres cubes de sérum antidiphtérique.
14 *juin*, 20 centimètres cubes de sérum antidiphtérique.

*Prise de sang,* le 14 juin, 2 heures environ après cette 2e injection.

Numération leucocytaire = 6.480.

**Formule leucocytaire.**

| SANG non fragilisé | | SANG fragilisé | |
|---|---|---|---|
| Polynucléaires . . | 39,6 | | |
| Lymphocytes. . . | 14,9 | | |
| Mononucléaires . . ⎱ | » | | |
| Formes de transition. ⎰ | | Sérum + sang d'épreuve = 6.930 | |
| Eosinophiles . . . | 2,1 | 24 heures après . . . 5.962 | |
| Leucocytes détruits. | 43,3 % | Leucocytolyse. . . . 10,4 % | |

| *Fragilité leucocytaire :* | *Pouvoir leucocytolysant :* |
|---|---|
| 43,3 | 10,4 |

L'examen ayant été assez rapproché de l'injection de sérum, son action vu la fragilité leucocytaire est évidente. La différence d'intensité des propriétés leucocytolytiques rentre sans doute dans les faits d'absorption des *leucocytolysines.*

### OBSERVATION 51.

*Angine diphtérique.*

David M..., 9 ans 1/2. — Angine diphtérique (bacilles courts).

Température élevée à l'arrivée (au-dessus de 39°) le 5 juillet, tombe le 6 à 37°4 ; 20 centimètres cubes de sérum le 6 juillet.

*Prise de sang*, le 7 juillet, 24 heures après.

Numération leucocytaire = 7.000.

**Formule leucocytaire.**

| SANG non fragilisé. | | SANG fragilisé. |
|---|---|---|
| Polynucléaires . . 49 | | |
| Lymphocytes. . . 18,2 | | |
| Mononucléaires . . } 1,7 | | |
| Formes de transition. } | Sérum + sang d'épreuve = 9.022 | |
| Eosinophiles. . . 2,6 | 24 heures après. . . = 7.602 | |
| Leucocytes détruits. 28,4 °/₀ | Leucocytolyse. . . . = 31,8 °/₀ | |

*Fragilité leucocytaire :*      *Pouvoir leucocytolysant :*
28,4                    31,8

Pouvoir leucocytolysant et fragilité leucocytaire élevés. A signaler l'influence probable de l'évolution fébrile avec chute brusque de la température dans ces résultats.

OBSERVATION 52.

*Paralysie diphtérique.*

Roger Br..., 5 ans 1/2. — Angine le 28 octobre 1913, traitée par une injection unique de 10 centimètres cubes de sérum antidiphtérique. Entre le 2 décembre à l'hôpital pour une paralysie diphtérique, qui a débuté 10 jours avant environ (voile du palais membres inférieurs). Injection quotidienne de 20 centimètres cubes de sérum pendant 5 jours. Érythème sérique le 17 décembre, généralisé le 18 ; commence à s'atténuer le 19. Arthralgies légères. Amélioration lente. A quitté l'hôpital le 8 janvier en bon état.

*Prise de sang,* le 7 décembre, 24 heures après la dernière injection de sérum.

Numération leucocytaire = 6.440.

**Formule leucocytaire.**

| SANG non fragilisé. | | SANG fragilisé | |
|---|---|---|---|
| 49,4 . . . | Polynucléaires . . | 49 | |
| 47,4 . . . | Lymphocytes. . . | 39,1 | |
| 0,7 . . . | Mononucléaires . . | | |
| 0,3 . . . | Formes de transition. | } 0,2 | |
| 2,1 . . . | Eosinophiles . . . | 1 | |
| | Leucocytes détruits . | 10,7 °/₀ | Leucocytolyse |

*Fragilité leucocytaire :*
10,7

*Pouvoir leucocytolysant :*
positif.

2ᵉ *prise de sang,* le 19 décembre, à la fin de l'érythème sérique.

Numération leucocytaire = 6.800.

**Formule leucocytaire.**

| SANG non fragilisé. | | SANG fragilisé | |
|---|---|---|---|
| 63,1 . . . | Polynucléaires . . | 58,6 | |
| 34,5 . . . | Lymphocytes . . . | 34,4 | |
| 0,8 . . . | Mononucléaires . . | | |
| 0,7 . . . | Formes de transition. | | |
| 0,2 . . . | Basophiles . . . | | Sérum + sang d'épreuve = 4.680 |
| 0,6 . . . | Eosinophiles . . . | 0,5 | 24 heures après . . . = 2.925 |
| | Leucocytes détruits . = 9,5 °/₀ | | Leucocytolyse . . . = 37,4 °/₀ |

*Fragilité leucocytaire :*
9,5

*Pouvoir leucocytolysant :*
37,4

L'action du sérum n'est pas très nette dans ce cas. La fin de l'érythème se juge aussi par de la leucocytolyse.

Nos observations concernent des diphtéries légères, d'où la faible intensité des réactions que l'analyse fait néanmoins ressortir.

Avant tout traitement, et même avec une leucocytose très modérée nous avons trouvé de *l'antileucocytolyse* (obs. 47, 48, 49) ; ceci rentre dans la formule générale des affections aiguës à la période d'état, lorsqu'il ne survient pas de cause étrangère ; cependant la fragilité leucocytaire était au-dessus de la moyenne (surtout dans l'observation 48).

L'injection de sérum a déterminé (47, 48), de la leucocytolyse, avec une exagération de la fragilité, retardée dans le premier cas, plus forte et plus rapide dans le deuxième. Dans l'observation 5o, à la suite de deux injections, l'effet est plus net (l'examen a eu lieu très près de la deuxième injection). L'enfant Charles H... fait exception pour la leucocytolyse ; il est vrai qu'ici les injections ont été espacées et les prises de sang tardives, et l'on comprend qu'il y ait des oscillations sur la courbe, et entre les injections, tendance au retour vers la formule primitive ; d'ailleurs la fragilité leucocytaire témoigne de son intervention antérieure.

Nous ne saisissons pas de modifications très franches de la leucocytose, sans doute parce qu'elle était légère et les formes cliniques bénignes.

Besredka base son pronostic sur la courbe des polynucléaires plus que sur celle de la leucocytose trop irrégulière. Il croit à une polynucléose constante et il admet, à la fois, son accentuation sous l'influence heureuse du sérum, et sa disparition nécessaire pour affirmer la guérison. En réalité c'est une réaction d'infection et d'intoxication, parfois très marquée et accompagnant une forte hyperleucocytose dans les cas graves, plus faible dans les cas moyens, et alors peu modifiée.

Ici encore la période d'état se caractérise par de l'antileucocytolyse; la fin de la maladie, par de la leucocytolyse, leucocytolyse spécifique, la seule vraiment efficace, suivie d'une augmentation de la fragilité leucocytaire; mais la courbe est accidentée par le traitement sérothérapique.

Les injections de sérum changent le signe du pouvoir leucocytolytique et la réaction de guérison peut être plusieurs fois ébauchée. Le sérum agit à la fois comme antitoxique, et indirectement *comme agent leucocytolysant*. La fragilité *leucocytaire devient supérieure* à la normale.

L'ascension de la courbe ainsi amorcée se continue ou est coupée par des oscillations à chaque nouvelle injection. Si les examens sont trop tardifs, l'effet passera inaperçu.

On obtient artificiellement une formule de guérison ou de crise par l'emploi du sérum spécifique; elle se maintient si la première dose est suffisante ou nécessite, pour être définitive, des injections renouvelées.

Dans le cas de paralysie diphtérique l'action est peu nette, soit parce que le sang a été prélevé trop tard, soit parce qu'il s'agit d'accidents secondaires à pathogénie complexe, moins directement impressionnés. La réaction s'atténue peut-être avec les injections répétées.

Dans l'érythème sérique, la fin de l'éruption et la

chute de la température ont coïncidé avec de la leu-cocytolyse.

Carles et Mauriac avaient conclu dans un cas à la baisse de l'indice de fragilité après injection de sérum antidiphtérique, mais leur examen était assez éloigné. Secousse a trouvé au contraire une augmentation de la fragilité.

Le sérum appartient au groupe des médicaments leuco-favorisants (Foix), et son efficacité relève de facteurs divers, en dehors de son pouvoir antitoxique spécifique.


### §4. — Erysipèle.

#### OBSERVATION 53.

*Érysipèle de la face.*

Alphonse M..., 14 ans 1/2. — Entré le 8 mars 1914 au 6° jour d'un érysipèle de la face. Après une amélioration locale apparente l'érysipèle s'étend encore le 11 mars. On fait une injection de 10 centimètres cubes de sérum antistreptococcique. Le 12, 2° injection de 10 centimètres cubes de sérum. Guérison locale complète et apyrexie le 14 mars.

1re *prise de sang* le 9 mars 1914.

Numération leucocytaire = 9.020.

**Formule leucocytaire.**

| SANG non fragilisé. | | SANG fragilisé. | |
|---|---|---|---|
| 83.6 . . . | Polynucléaires. . . | 76,3 | |
| 14,4 . . . | Lymphocytes . . . | 15,3 | |
| 1,1 . . . | Mononucléaires . . | } 0,7 | Sérum + sang d'épreuve = 4.410 |
| 0,8 . . . | Formes de transition. ) | | 24 heures après . . = 4.477 |
| | Eosinophiles . . . | | *Antileucocytolyse.* |
| | Leucocytes détruits . | 7,7 % | |

*Fragilité leucocytaire.*
7,7

*Pouvoir leucocytolysant :*
négatif

2° *prise de sang*, le 11 mars, 5 heures après l'injection de sérum antistreptococcique.

Numération leucocytaire = 9.720.

**Formule leucocytaire.**

| SANG non fragilisé. | | SANG fragilisé. | |
|---|---|---|---|
| 86,3 . . . | Polynucléaires . . | 65,7 | |
| 12,2 . . . | Lymphocytes . . . | 13,3 | Sérum + sang d'épreuve = 4.342 |
| 0,8 . . . | Mononucléaires . . } 1,1 | | 24 heures après . . . = 3.510 |
| 0,6 . . . | Formes de transition. } | | Leucocytolyse . . . = 19,1 °/₀ |
| | Leucocytes détruits . | 19,8 °/₀ | |

<table>
<tr><td>Fragilité leucocytaire :<br>19,8</td><td>Pouvoir leucocytolysant :<br>19,1</td></tr>
</table>

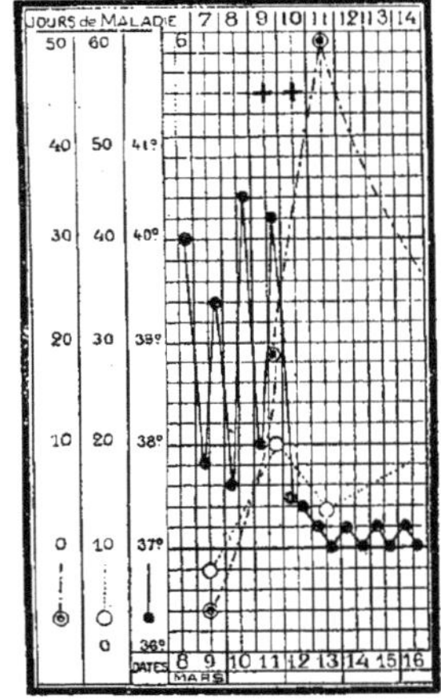


OBSERVATION 53.

+ 10 centimètres cubes de sérum.

————— Température.
. . . . . . Fragilité leucocytaire.
— . — . — Pouvoir leucocytolysant.

3ᵉ *prise de sang*, le 13 mars, 30 heures après la 2ᵉ injection de sérum et le lendemain de la chute de température.

Numération leucocytaire = 6.480.

**Formule leucocytaire.**

| SANG non fragilisé. | | SANG fragilisé. |
|---|---|---|
| (Fragiles.) Polynucléaires. . . | 66,7 | |
| Lymphocytes . . . | 20 | |
| Mononucléaires . . ⎱ | 0,2 | |
| Formes de transition. ⎰ | | Sérum + sang d'épreuve = 6.705 |
| Eosinophiles . . . | 0,3 | 24 heures après . . . = 3.397 |
| Leucocytes détruits . | 12,8 °/₀ | Leucocytolyse . . . = 49,3 °/₀ |

| *Fragilité leucocytaire :* | *Pouvoir leucocytolysant :* |
|---|---|
| 12,8 | 49,3 |

A la période d'état, et avant toute intervention, la leucocytose est moyenne, mais elle s'accompagne d'anti-leucocytolyse et d'une fragilité basse. Cinq heures après l'injection de sérum antistreptococcique, leuco-cytolyse et fragilité ont déjà augmenté. Au troisième examen, il y a diminution du chiffre leucocytaire, tandis que la leucocytolyse est forte. Il est impossible de faire la part du traitement et de la chute de la tem-pérature.

Lorsque l'évolution est franche, la courbe de leuco-cytose rappelle celle de la pneumonie, et les propriétés leucocytolytiques et la fragilité doivent suivre une marche pareille. Dans l'observation rapportée, la courbe typique, dans l'ensemble, est mouvementée par l'effet du sérum.

## § 5. — **Scarlatine.**

### OBSERVATION 54.

*Scarlatine.*

Léonce L..., 13 ans. — Entre le 11 juin 1914. Angine légère. Le 12 éruption scarlatiniforme généralisée. Le 13 elle a déjà pâli. Suites normales sans complication. Apyrexie le 15 juin.

1^re *prise de sang,* le 12 juin en pleine éruption

Numération leucocytaire = 5.740.

**Formule leucocytaire.**

| SANG non fragilisé. | | SANG fragilisé. | |
|---|---|---|---|
| 83,6 . . . | Polynucléaires. . . | 66,8 | |
| 10,7 . . . | Lymphocytes . . . | 16,4 | |
| 0,6 . . . | Mononucléaires . . | } 0,2 | Sérum + sang d'épreuve = 6.817 |
| 0,3 . . . | Formes de transition. | ) | |
| 4,7 . . . | Eosinophiles . . . | 4,4 | 24 heures après . . = 6.007 |
| | Leucocytes détruits . | 12,4 % | Leucocytolyse . . . = 11,8 % |

<table>
<tr><td>Fragilité leucocytaire :<br>――――――――――<br>12,4</td><td>Pouvoir leucocytolysant :<br>――――――――――<br>11,8</td></tr>
</table>

2^e *prise de sang,* le 13 juin.

Numération leucocytaire = 6.040.

**Formule leucocytaire.**

| SANG non fragilisé. | | SANG fragilisé. | |
|---|---|---|---|
| 67,9 . . . | Polynucléaires. . . | 35,3 | |
| 21. . . . | Lymphocytes . . . . | 6,4 | |
| 0,7 . . . | Mononucléaires. . . | } 0 | Sérum + sang d'épreuve = 6.570 |
| 1,1 . . . | Formes de transition. | ) | |
| 9,2 . . . | Eosinophiles . . . | 7,4 | 24 heures après . . = 6.637 |
| | Leucocytes détruits. | 50,9 % | Leucocytolyse . . . = nulle. |

<table>
<tr><td>Fragilité leucocytaire :<br>――――――――――<br>50,9</td><td>Pouvoir leucocytolysant :<br>――――――――――<br>0</td></tr>
</table>

3e *prise de sang*, le 15 juin.

Numération leucocytaire = 7.380.

**Formule leucocytaire.**

|  | SANG fragilisé. |
|---|---|
| Polynucléaires . . . | 34,8 |
| Lymphocytes . . . | 15,5 |
| Mononucléaires. · · | } 0,3 |
| Formes de transition. | |
| Eosinophiles . . . | 5 |
| Leucocytes détruits . | 42,6 |

Sérum + sang d'épreuve = 6.322
24 heures après . . . = 4.995
Leucocytolyse. . . . = 21 %

*Fragilité leucocylaire :*
42,6

*Pouvoir leucocytolysant :*
21

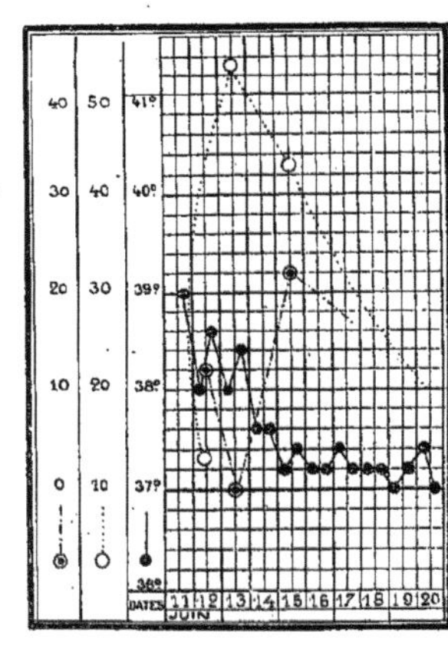

OBSERVATION 54.

——————  Température.
. . . . . .  Fragilité leucocytaire.
— . — . —  Pouvoir leucocytolysant.

L'absence de propriétés leucocytolytiques au deuxième examen s'explique assez par la fragilité extrême des leucocytes. La destruction porte sur les polynucléaires. Au total nous avons ici les résultats ordinaires de la défervescence dans les infections aiguës à évolution régulière. La seule particularité à indiquer est l'éosinophilie bien connue dans la scarlatine.

## § 6. — **Varicelle.**

### OBSERVATION 55.

*Varicelle.*

Suzanne C..., 7 ans 1/2. — Entrée le 20 juin 1914. Éléments nombreux. Bulles récentes et croûtes. Température 39°. Le 21, 38°-38°2. *Le 22 juin :* la défervescence se complète.

*Prise de sang*, le 22 juin.

Numération leucocytaire = 5.800.

**Formule leucocytaire.**

| SANG non fragilisé. | | SANG fragilisé. | |
|---|---|---|---|
| Polynucléaires . . | 31,8 | | |
| Lymphocytes. . . | 17,3 | Sérum + sang d'épreuve = 6.840 |
| Eosinophiles . . . | 1,8 | 24 heures après . . . = 5.175 |
| Leucocytes détruits . | 49 °/₀ | Leucocytolyse . . . = 24,3 °/₀ |

| *Fragilité leucocytaire :* | *Pouvoir leucocytolysant :* |
|---|---|
| 49 | 24,3 |

Il y a une véritable crise leucocytaire avec leucocytolyse et fragilité leucocytaire fortes, accompagnant la chute de température. Il s'agit donc là de réactions très générales qui dépendent plus de l'évolution et de la forme de la courbe thermique que de la nature de l'infection.

## § 7. — **Oreillons.**

### OBSERVATION 56.

*Oreillons.*

Marguerite M..., 11 ans. — Gonflement parotidien droit le 20 décembre. Gonflement parotidien gauche le 26. Peu de fièvre.

*Prise de sang :* le 29 décembre au déclin de la maladie.

Numération leucocytaire = 6.375.

**Formule leucocytaire.**

| SANG<br>non fragilisé. | | SANG<br>fragilisé. | |
|---|---|---|---|
| 49,9 . . . | Polynucléaires . . | 53,7 | |
| 44,8 . . . | Lymphocytes. . . | 34,4 | |
| 0,6 . . . | Mononucléaires . . | } 0,3 | Sérum + sang d'épreuve = 6.885 |
| 0,6 . . . | Formes de transition. | | 24 heures après . . . = 5.625 |
| 4 . . . | Éosinophiles. . . | 3 | Leucocytolyse . . . = 18,3°/₀ |
| | Leucocytes détruits. | 8,6 °/₀ | |

*Fragilité leucocytaire :*
8,6

*Pouvoir leucocytolysant :*
18,3

Les lymphocytes sont nombreux et la destruction se fait à leurs dépens. La température est peu élevée et le retour à la normale très lent ; aussi le degré de leucocytolyse est inférieur au précédent.

## § 8. — **Rougeole.**

### OBSERVATION 57.

*Rougeole.*

Mathilde K... — Début de l'éruption, le 11 juin. 12 *juin :* éruption généralisée.

1<sup>re</sup> *prise de sang :* le 12 juin.

Numération leucocytaire = 3.920.

**Formule leucocytaire.**

| SANG<br>non fragilisé. | | | SANG<br>fragilisé. |
|---|---|---|---|
| Polynucléaires . . | 41,2 | | |
| Lymphocytes. . . | 32,8 | | |
| Mononucléaires . - } | 0,8 | | |
| Formes de transition. } | | | |
| Leucocytes détruits. | 25,2 °/₀ | | |

*Fragilité leucocytaire :*
25,2

*Pouvoir leucocytolysant :*
»

2<sup>e</sup> *prise de sang :* le 14 juin.

Sérum + sang d'épreuve = 6.727
24 heures après . . . = 6.885
Leucocytolyse. . . . = nulle.

*Fragilité leucocytaire :*
»

*Pouvoir leucocytolysant :*
0

## OBSERVATION 58.

*Rougeole.*

Pierre B..., 5 ans. — Ancienne pleurésie purulente, vient d'avoir la coqueluche, et avant la fin de cette coqueluche, rougeole.

*12 juin :* début de l'éruption.

*14 juin :* éruption pâlit.

*1<sup>re</sup> prise de sang*, le 12.

Numération leucocytaire = 12.880.

**Formule leucocytaire.**

| SANG non fragilisé. | | SANG fragilisé. |
|---|---|---|
| 83,6 . . | Polynucléaires . . | 75,2 |
| 15,4 . . . | Lymphocytes. . . | 17,1 |
| 0,6 . . . | Mononucléaires . . ⎫ | |
| 0,3 . . . | Formes de transition. ⎭ | 0,8 |
| | Eosonophiles. . . | 0,4 |
| | Leucocytes détruits . | 6,5 °/o |

Sérum + sang d'épreuve = 6.952
24 heures après. . . = 5.377
Leucocytolyse . . . = 22,9°/o

*Fragilité leucocytaire :*<br>6,5

*Pouvoir leucocytolysant:*<br>22,9

*2° prise de sang*, le 14.

Numération leucocytaire = 10.420.

**Formule leucocytaire.**

| SANG non fragilisé. | | SANG fragilisé. |
|---|---|---|
| (tout déchiquetés.) | Polynucléaires . . | 48,1 |
| | Lymphocytes. . . | 16,7 |
| | Mononucléaires . . ⎫ | |
| | Formes de transition. ⎭ | 0,3 |
| | Leucocytes détruits . | 34,8 °/o |

Sérum + sang d'épreuve = 7.177
24 heures après. . . = 6.615
Leucocytolyse. . . . = 7,8°/o

*Fragilité leucocytaire :*<br>34,8

*Pouvoir leucocytolysant:*<br>7,8

OBSERVATION 59.

*Rougeole.*

Suzanne Br..., 5 ans 1/2. — 13 juin. L'éruption commence le matin et est généralisée et très intense le soir ; le 14 juin, elle pâlit.

*1re prise de sang :* le 13 juin.

Numération leucocytaire = 6.220.

**Formule leucocytaire.**

| SANG non fragilisé. | | SANG fragilisé. | |
|---|---|---|---|
| Polynucléaires. . . | 33,1 | | |
| Lymphocytes. . . | 28,7 | | |
| Mononucléaires . . | 0,6 | Sérum + sang d'épreuve = 6.858 | |
| Eosinophiles . . . | 0,3 | 24 heures après . . . = 6.952 | |
| Leucocytes détruits . | 37 °/o | Leucocytolyse nulle. | |

*Fragilité leucocytaire :*
———
37

*Pouvoir leucocytolysant :*
———
0

*2e prise de sang :* le 14 juin.

Numération leucocytaire = 11.440.

**Formule leucocytaire.**

| | | SANG fragilisé | |
|---|---|---|---|
| Polynucléaires. . . | 49,9 | | |
| Lymphocytes. . . | 35,6 | | |
| Mononucléaires . . | 0,6 | Sérum + sang d'épreuve = 6.502 | |
| Eosinophiles . . . | 0,8 | 24 heures après . . . = 5.450 | |
| Leucocytes détruits . | 13 °/o | Leucocytolyse . . . = 16,9 °/o | |

*Fragilité leucocytaire :*
———
13

*Pouvoir leucocytolysant :*
———
16,9

Les réactions humorales précèdent les variations leucocytaires.

OBSERVATION 60.

*Rougeole.*

Yvonne V..., 4 ans 1/2. — 21 juin. Enanthème et début de l'éruption.

1ʳᵉ *prise de sang* : le 22 juin.

## Numération leucocytaire = 2.800.

**Formule leucocytaire.**

| SANG non fragilisé. | | SANG fragilisé. |
| --- | --- | --- |
| 67,4 . . . | Polynucléaires . . | 44,2 |
| 29,6 . . . | Lymphocytes. . . | 42,5 |
| 1,5 . . . | Mononucléaires . . } 0,4 | |
| 0,8 . . . | Formes de transition. } | |
| 0,8 . . . | Eosinophiles . . . | 0,4 |
| | Leucocytes détruits . | 12,5 % |

Sérum + sang d'épreuve = 6.727
24 heures après . . . = 6.705
Leucocytolyse. . . . = nulle.

*Fragilité leucocytaire :*
12,5

*Pouvoir leucocytolysant :*
0

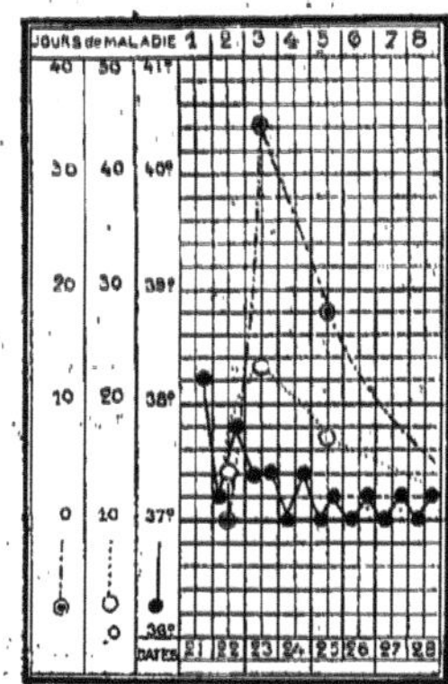

OBSERVATION 6Q.

———— Température.
. . . Fragilité leucocytaire.
— · — Pouvoir leucocytolysant.

*2e prise de sang :* le 23 juin.

Numération leucocytaire = 2.540.

**Formule leucocytaire.**

| SANG non fragilisé. | | SANG fragilisé. | |
|---|---|---|---|
| Polynucléaires . . | 37 | | |
| Lymphocytes. . . | 36,9 | | |
| Mononucléaires . . ⎫ Formes de transition. ⎬ | 0,7 | Sérum + sang d'épreuve = 6.480 | |
| Eosinophiles . . . | 0,4 | 24 heures après . . . = 4.320 | |
| Leucocytes détruits. | 25 °/₀ | Leucocytolyse . . . = 33,3 °/₀ | |

$$\text{Fragilité leucocytaire :} \over 25$$

$$\text{Pouvoir leucocytolysant :} \over 33,3$$

*3e prise de sang :* le 25 juin.

Numération leucocytaire = 3.840.

**Formule leucocytaire.**

| SANG non fragilisé. | | SANG fragilisé. | |
|---|---|---|---|
| Polynucléaires. . . | 57,3 | | |
| Lymphocytes. . . | 24,2 | | |
| Mononucléaires . . ⎫ Formes de transition. ⎬ | 0,3 | Sérum + sang d'épreuve = 6.345 | |
| Eosinophiles . . . | 1 | 24 heures après . . . = 5.242 | |
| Leucocytes détruits. | 17,1 °/₀ | Leucocytolyse . . . = 17,3 °/₀ | |

$$\text{Fragilité leucocytaire :} \over 17,1$$

$$\text{Pouvoir leucocytolysant :} \over 17,3$$

Les examens ont été faits pendant l'éruption et nous n'avons pas toujours constaté la leucopénie ordinairement admise, la leucocytose étant influencée par d'autres facteurs et en particulier par l'état antérieur du sujet. Deux cas néanmoins répondaient à la formule typique. A la baisse de température, vers la fin de l'éruption, il y avait fragilité leucocytaire et leucocytolyse s'associant de façon variable.

C'est la courbe des affections aiguës mais devancée, la crise répondant plutôt à la poussée d'exanthème.

## § 9. — **Rhumatisme**.

### OBSERVATION 61.

*Rhumatisme léger.*

Yvonne S..., 15 ans.

*Prise de sang* pendant la convalescence, le 19 janvier 1914.

Numération leucocytaire = 8.760.

**Formule leucocytaire.**

| SANG non fragilisé. | | SANG fragilisé. | |
|---|---|---|---|
| 56,7 . . . | Polynucléaires . . | 55,8 | |
| 33,6 . . . | Lymphocytes . . | 26,8 | |
| 2,3 . . . | Mononucléaires. . | } 1,2 | Sérum + sang d'épreuve = 4.720 |
| 2,7 . . . | Formes de transition. | | 24 heures après . . . = 4.765 |
| 4,5 . . . | Éosinophiles. . . | 4,3 | Leucocytolyse. . . . = nulle. |
| | Leucocytes détruits. | 11,9 °/₀ | |

*Fragilité leucocytaire :*
11,9

*Pouvoir leucocytolysant :*
0

2ᵉ *prise de sang,* le 29 janvier.

Numération leucocytaire = 7.000.

Sérum + sang d'épreuve = 6.210
24 heures après . . . = 5.737
Leucocytolyse . . . = 6,8 °/₀

*Fragilité leucocytaire :*
»

*Pouvoir leucocytolysant :*
6,8

OBSERVATION 62.

*Rhumatisme articulaire aigu.*

Paul Lév..., 12 ans. — 1re crise 2 ans auparavant. Lésion mitrale consécutive. Entre au 4e jour d'une 2e crise de rhumatisme localisé surtout aux genoux et aux articulations tibio-tarsiennes.

1re *prise de sang*, le 11 juillet.

Numération leucocytaire = 10.480.

**Formule leucocytaire.**

| SANG<br>non fragilisé. | | SANG<br>fragilisé. |
|---|---|---|
| Polynucléaires . . | 52,6 | |
| Lymphocytes . . | 18 | |
| Mononucléaires . . ⎱<br>Formes de transition. ⎰ | 0,4 | Sérum + sang d'épreuve = 8.887 |
| Eosinophiles . . . | 0,9 | 24 heures après . . . = 7.807 |
| Leucocytes détruits. | 28 % | Leucocytolyse . . . = 12,1 % |

| *Fragilité leucocytaire :* | *Pouvoir leucocytolysant :* |
|---|---|
| 28 | 12,1 |

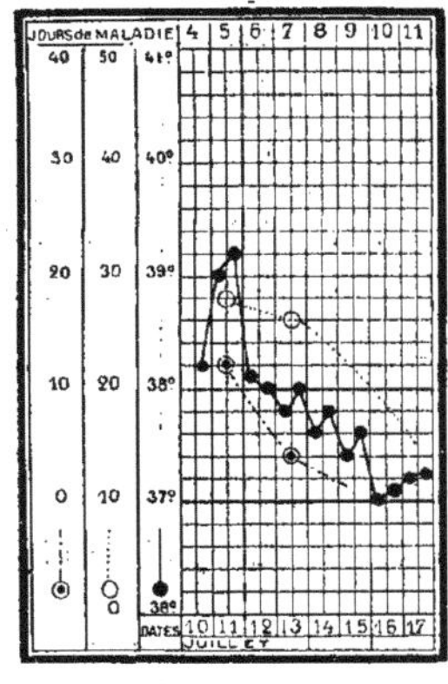


OBSERVATION 62.

——————— Température.
· · · · · · · Fragilité leucocytaire.
— . — . — Pouvoir leucocytolysant.

2e *prise de sang*, le 13 juillet.

**Formule leucocytaire.**

SANG
non fragilisé.

SANG
fragilisé.

| | |
|---|---|
| Polynucléaires . . | 59,1 |
| Lymphocytes. . . | 13 |
| Mononucléaires . . } | |
| Formes de transition. } | » |
| Eosinophiles . . . | 1,9 |
| Leucocytes détruits. | 26 °/₀ |

Sérum + sang d'épreuve = 8.817
24 heures après . . . = 8.290
Leucocytolyse. . . . = 4 °/₀

*Fragilité leucocytaire :*
26

*Pouvoir leucocytolysant :*
4

OBSERVATION 63.

*Rhumatisme articulaire aigu.*

Marie-Louise B..., 14 ans.

*Prise de sang*, le 14 juillet en pleine défervescence, 39°,6 le 13, 38° le 14, 37° le 16.

Numération leucocytaire = 7.260.

**Formule leucocytaire.**

SANG
non fragilisé.

SANG
fragilisé,

| | |
|---|---|
| Polynucléaires . . | 54,2 |
| Lymphocytes. . . | 12,7 |
| Leucocytes détruits. | 33,1 °/₀ |

Sérum + sang d'épreuve = 8.572
24 heures après . . . = 7.965
Leucocytolyse. . . . = 7 °/₀

*Fragilité leucocytaire :*
33,1

*Pouvoir leucocytolysant :*
7

A la chute de température, destruction leucocytaire forte qui ne s'atténue que lentement pendant la convalescence.

## § 10. — **Grippe.**

### OBSERVATION 64.

*Grippe.*

Madeleine G..., 11 ans 1/2.

*Prise de sang* 7 jours après la défervescence.

Numération leucocytaire = 5.560.

**Formule leucocytaire.**

| SANG non fragilisé. | | SANG fragilisé. |
|---|---|---|
| 55 . . . | Polynucléaires . . | 45 |
| 37,5 . . . | Lymphocytes. . . | 34,2 |
| 1,8 . . . | Mononucléaires . . ⎱ | |
| 1,9 . . . | Formes de transition. ⎰ | 0,5 |
| 3,8 . . . | Eosinophiles . . . | 3,5 |
| | Leucocytes détruits. | 16,8 °/₀ |

Sérum + sang d'épreuve. = 5.040
24 heures après . . . = 4.477
Leucocytolyse . . . = 11,1 °/₀

*Fragilité leucocytaire :*
16,8

*Pouvoir leucocytolysant :*
11,1

### OBSERVATION 65.

*Grippe.*

Germaine V..., 13 ans 1/2.

*Prise de sang* à la convalescence.

Numération leucocytaire = 8.760.

**Formule leucocytaire.**

| SANG non fragilisé. | | SANG fragilisé. |
|---|---|---|
| 58,2 . . . | Polynucléaires . . | 51,7 |
| 40,1 . . . | Lymphocytes. . . | 33,1 |
| 0,8 . . . | Mononucléaires . . ⎱ | |
| 0,5 . . . | Formes de transition. ⎰ | 0,2 |
| 0,4 . . . | Eosinophiles . . . | 0,7 |
| | Leucocytes détruits. | 14,3 °/₀ |

Sérum + sang d'épreuve = 7.807
24 heures après . . . = 8.055
Leucocytolyse. . . . = nulle.

*Fragilité leucocytaire :*
14,3

*Pouvoir leucocytolysant :*
0

### OBSERVATION 66.

*Grippe.*

Laurent V... — Fièvre irrégulière. Pas de signes physiques. Entré le 12 octobre. Apyrexie le 6 novembre. Entre temps fièvre avec oscillations. Sorti en bon état le 23 novembre.

Séro-diagnostic négatif pour l'Eberth. Cuti-réaction à la tuberculine négative.

24 octobre 1913.

Numération leucocytaire $= 9.840$

**Formule leucocytaire.**

| SANG non fragilisé. | | | | SANG fragilisé. | |
|---|---|---|---|---|---|
| 33 | . . . | Polynucléaires . . | 24 | | |
| 49 | . . . | Lymphocytes. . . | 51 | | |
| 14 | . . . | Mononucléaires . . | } 6,4 | | |
| 2,6 | . . . | Formes de transition. | | Sérum + sang d'épreuve $= 9.200$ |
| 1,4 | . . . | Eosinophiles . . . | 0,6 | 24 heures après . . . $= 9.300$ |
| | | Leucocytes détruits. | 15,5 % | Leucocytolyse. . . . $=$ nulle. |

*Fragilité leucocytaire :*
15,5

*Pouvoir leucocytolysant :*
0

### OBSERVATION 67.

*Grippe.*

Étienne V..., 5 ans.

*Prise de sang,* en pleine période fébrile.

Numération leucocytaire $= 27.480$

**Formule leucocytaire.**

| SANG non fragilisé. | | | | SANG fragilisé. | |
|---|---|---|---|---|---|
| 75 | . . . | Polynucléaires. . . | 67,6 | | |
| 24,4 | . . . | Lymphocytes. . . | 19,1 | | |
| 0,3 | . . . | Mononucléaires . . | } 0,3 | | |
| 0,2 | . . . | Formes de transition. | | Sérum + sang d'épreuve $= 6.885$ |
| | | Leucocytes détruits. | 12,9 % | 24 heures après . . . $= 6.750$ |
| | | | | Antileucocytolyse prouvée. |

*Fragilité leucocytaire :*
12,9

*Pouvoir leucocytolysant :*
négatif.

### OBSERVATION 68.

#### *Grippe.*

Albert Sch..., 5 ans. — Entré le 10 mars. On songeait d'abord à une fièvre typhoïde.

11 mars. — La température est à 39°; elle descend ensuite en lysis et la défervescence est complète le 16 mars. Hémoculture négative.

11 mars.

Numération leucocytaire = 15.520.

**Formule leucocytaire.**

| SANG non fragilisé. | | SANG fragilis. | |
|---|---|---|---|
| 84,5 . . . | Polynucléaires. . . | 76,8 | |
| 15,4 . . . | Lymphocytes. . . | 16,6 | |
| 2,2 . . . | Mononucléaires . . ⎫ | 1,8 | Sérum + sang d'épreuve = 5.770 |
| 0,8 . . . | Formes de transition. ⎬ | | 24 heures après . . . = 5.702 |
| | Leucocytes détruits. | 4,8 °/₀ | Antileucocytolyse |

| *Fragilité leucocytaire :* | *Pouvoir leucocytolysant :* |
|---|---|
| 4,8 | négatif |

### OBSERVATION 69.

#### *Grippe.*

Henri D..., 11 ans. — Température élevée; depuis plusieurs jours 39°. On pensait à une fièvre typhoïde.

28 *mars* : Hémoculture qui est restée négative. La défervescence commence le soir.

Numération leucocytaire = 15.300.

**Formule leucocytaire.**

| SANG non fragilisé. | | SANG fragilisé. | |
|---|---|---|---|
| 80,3 . . . | Polynucléaires. . . | 67,1 | |
| 18, . . . | Lymphocytes. . . | 22,8 | |
| 0,7 . . . | Mononucléaires . . ⎫ | 0,5 | |
| 0,7 . . . | Formes de transition. ⎬ | | Sérum + sang d'épreuve = 3.757 |
| 0,3 . . . | Eosinophiles. . . | 0,2 | 24 heures après . . . = 3.600 |
| | Leucocytes détruits. | 9,3 °/₀ | Leucocytolyse. . . . = 4,3 °/₀ |

| *Fragilité leucocytaire :* | *Pouvoir leucocytolysant :* |
|---|---|
| 9,3 | 4,3 |

### OBSERVATION 70.

### *Grippe.*

Marcel Ch..., 10 ans. — Entré le 12 juin au 3e jour, avec le diagnostic de fièvre typhoïde. La fièvre atteint 40°. Céphalée. Abattement. Hémoculture négative. Le soir, la température tombe à 39°,2. Le lendemain, la défervescence s'achève brusquement.

Numération leucocytaire = 17.000.

**Formule leucocytaire.**

| SANG non fragilisé. | | | SANG fragilisé. |
|---|---|---|---|
| Polynucléaires . . | 57 | | |
| Lymphocytes. . . | 9,5 | | |
| Mononucléaires . . | } 0,2 | Sérum + sang d'épreuve = 7.132 |
| Formes de transition. | | 24 heures après. . . = 7.177 |
| Leucocytes détruits . | 33,2 % | Leucocytolyse nulle. |

$$\frac{\textit{Fragilité leucocytaire :}}{33,2}$$   $$\frac{\textit{Pouvoir leucocytolysant :}}{0}$$

Les examens ont été pratiqués à des moments très différents, et rapprochés, ils amènent à conclure :

Il n'existe pas de leucocytolyse pendant la période fébrile ; à la défervescence, le pouvoir leucocytolysant et la fragilité apparaissent. Leurs rapports avec les chiffres de numération leucocytaire sont assez étroits. A un chiffre élevé, répond de l'antileucocytolyse, et une fragilité moyenne, ou même inférieure. Cependant dans les observations 67 et 70, on trouve une fragilité grande en regard de l'hyperleucocytose : elle prépare la baisse leucocytaire et en marque le premier temps.

## § 11. — **Pleurésies purulentes.**

OBSERVATION 29 (voir page 84).

OBSERVATION 71.

*Pleurésie purulente.*

Pierre B..., 4 ans 1/2. — Pleurésie purulente (antérieure) gauche à streptocoques datant de 15 jours. Entré le 10 mars 1914.

11 *mars* 1914 : Thoracentèse qui donne 600 centimètres cubes de pus. Empyème le 3 avril.

1re *prise de sang* : le 12 mars, 24 heures après l'évacuation de 600 centimètres cubes de pus.

Numération leucocytaire = 5.680.

**Formule leucocytaire.**

| SANG non fragilisé. | | SANG fragilisé. | |
|---|---|---|---|
| 48,3 . . . | Polynucléaires . . | 42,8 | |
| 43,9 . . . | Lymphocytes. . . | 41,9 | |
| 1,7 . . . . | Mononucléaires . . } | 0,9 | |
| 1,6 . . . | Formes de transition. } | | Sérum + sang d'épreuve = 4.602 |
| 4,4 . . . | Eosinophiles . . . | 2,5 | 24 heures après. . . = 3.667 |
| | Leucocytes détruits . | 11,9 % | Leucocytolyse. . . = 20,4 % |

*Fragilité leucocytaire :*
11,9

*Pouvoir leucocytolysant :*
20,4

2e *prise de sang :* le 3 avril, 30 heures après l'opération.

Numération leucocytaire = 12.200.

**Formule leucocytaire.**

| SANG non fragilisé. | | SANG fragilisé. | |
|---|---|---|---|
| 49,1 . . . | Polynucléaires . . | 46,2 | |
| 46,5 . . . | Lymphocytes. . . | 42 | |
| 1,8 . . . | Mononucléaires . . } | 1 | |
| 1,2 . . . | Formes de transition. } | | Sérum + sang d'épreuve = 5.647 |
| 1,3 . . . | Eosinophiles . . . | 1,3 | 24 heures après . . . = 5.377 |
| | Leucocytes détruits. | 9,4 % | Leucocytolyse. . . = 4,9 % |

*Fragilité leucocytaire :*
9,4

*Pouvoir leucocytolysant :*
4,9

A signaler l'influence de la thoracentèse qui paraît déterminer de la leucocytolyse. Il y aurait peut-être là une des raisons de la résorption rapide de l'épanchement observée quelquefois après une ponction évacuatrice ou même simplement exploratrice.

## § 12. — Méningite cérébro-spinale.

### OBSERVATION 72.

*Méningite cérébro-spinale avec arthrites à méningocoques.*

Angéline P..., 6 ans. — Entrée le 23 janvier 1914, au 4e jour d'une méningite cérébro-spinale typique.

25, 26, 27 *janvier* : Ponctions lombaires et injections de sérum antiméningococcique. 27 *janvier*, arthrite méningococcique phalangienne de l'annulaire droit.

28 *janvier* : Arthrite du genou droit.

*Prise de sang*, pour hémoculture et examen.

30 *janvier* : Symptômes méningés très atténués.

1er *février* : Ponction articulaire et injection de 10 centimètres cubes de sérum antiméningococcique.

4 *février* : On renouvelle cette injection. Guérison parfaite et rapide.

1re *prise de sang* : le 28 janvier, 24 heures après la 3e injection intra-rachidienne de sérum.

**Formule leucocytaire.**

| SANG non fragilisé. | | SANG fragilisé. | |
|---|---|---|---|
| 55,8 . . . | Polynucléaires . . | 44,9 | |
| 33,2 . . . | Lymphocytes. . . | 35 | |
| 3,1 . . . | Mononucléaires . . | | |
| 1,5 . . . | Formes de transition. | 2,5 | |
| 0,7 . . . | Basophiles . . . | | Sérum + sang d'épreuve = 6.975 |
| 5,6 . . . | Eosinophiles . . . | 1,5 | 24 heures après. . . . = 7.087 |
| | Leucocytes détruits . | 15,8 | Antileucocytolyse. |

*Fragilité leucocytaire :*
15,8

*Pouvoir leucocytolysant :*
négatif.

*2e prise de sang :* le 1er février, 4 heures après l'injection intra-articulaire de sérum.

Numération leucocytaire = 10.820.

**Formule leucocytaire.**

| SANG non fragilisé. | | SANG fragilisé. | |
|---|---|---|---|
| 76,2 (résistants) | Polynucléaires . . | 76 | |
| 16,9 . . . | Lymphocytes. . . | 17,6 | |
| 1 . . . | Mononucléaires . . ⎫ | | |
| 0,9 . . . | Formes de transition. ⎭ | 1,4 | |
| 0,2 . . . | Basophiles. | | Sérum + sang d'épreuve = 6.930 |
| 3,9 . . . | Eosinophiles. . . | 2 | 24 heures après . . . = 4.725 |
| | Leucocytes détruits. | 2,7 % | Leucocytolyse . . . = 31,8% |

<table>
<tr><td align="center">Fragilité leucocytaire :<br>2,7</td><td align="center">Pouvoir leucocytolysant :<br>31,8</td></tr>
</table>

L'intensité de la fragilité leucocytaire et du pouvoir leucocytolysant sont ici inverses ; cette dissociation est transitoire. L'effet des injections de sérum sur la formule générale est difficile à saisir.

En résumé, le rôle des antileucocytolysines et des leucocytolysines est constant dans les affections aiguës fébriles, et explique les différentes phases de la leucocytose. Les antileucocytolysines de la période d'état, sont remplacées par les leucocytolysines qui amèneront la chute leucocytaire. L'évolution de la fragilité est analogue ; elle est en retard sur celle des propriétés leucocytolytiques. L'activité leucocytaire suit une marche parallèle.

## § 13. — **Tuberculose.**

### OBSERVATION 73.

*Pleurésie séro-fibrineuse droite.*

Marguerite L..., 11 ans. — Évolution favorable.

*Prise de sang :* à la période d'état.

Numération leucocytaire $= 6.680$.

**Formule leucocytaire.**

| SANG non fragilisé. | | SANG fragilisé. | | |
|---|---|---|---|---|
| 74,7 . . . | Polynucléaires . . | 58,7 | | |
| 22,1 . . . | Lymphocytes. . . | 22,6 | | |
| 0,7 . . . | Mononucléaires . . | } | » | |
| 0,7 . . . | Formes de transition. | } | | |
| 1,7 . . . | Eosinophiles . . . | 0,8 | Sérum + sang d'épreuve $= 6.210$ |
| | Leucocytes détruits . | 17,9 % | 24 heures après . . . $= 5.535$ |
| | | | Leucocytolyse . . . $= 10,8$% |

*Fragilité leucocytaire :*
17,9

*Pouvoir leucocytolysant :*
10,8

### OBSERVATION 74.

*Méningite tuberculeuse.*

Catherine Dal..., 3 ans 1/2. — Entrée le 16 novembre 1913. Forme classique.

1re ponction lombaire le 19 novembre ;

2e ponction lombaire le 21 novembre. Injection intra-rachidienne de 2 centimètres cubes de sérum antituberculeux de Jousset ;

3e ponction évacuatrice seulement le 22 novembre ;

4e ponction le 23 novembre matin. Injection de 4 centimètres cubes de sérum ;

5e ponction dans la soirée du 23 novembre.

*Prise de sang :* le 26 novembre. Mort, le 28 novembre à 6 heures du matin.

Numération leucocytaire = 9.590.

**Formule leucocytaire.**

| SANG non fragilisé. | | SANG fragilisé. |
|---|---|---|
| 81 . . . | Polynucléaires . . | 78 |
| 15 . . . | Lymphocytes. . . | 14 |
| 2,1 . . . | Mononucléaires . . ⎰ | 3 |
| 1,1 . . . | Formes de transition ⎱ | |
| 0,4 . . . | Basophiles . . . | 0,2 |
| 0,4 . . . | Eosinophiles. . . | 0,1 |
| | Leucocytes détruits. | 3,6 °/₀ |

*Fragilité leucocytaire :*
3,6

*Pouvoir leucocytolysant :*
»

## OBSERVATION 75.

### *Granulie.*

Paulette M..., 7 ans 1/2. — On avait d'abord pensé à une fièvre typhoïde. Hémoculture négative séro-diagnostic négatif. Les signes pulmonaires sont très marqués. Délire. Mort le 12 février 1914.

*Prise de sang :* le 6 février.

Numération leucocytaire = 6.720.

**Formule leucocytaire.**

| SANG non fragilisé. | | SANG fragilisé. | |
|---|---|---|---|
| 80,8 . . . | Polynucléaires . . | 72,4 | |
| 16 . . . | Lymphocytes. . . | 10,1 | |
| 1,7 . . . | Mononucléaires . . ⎰ | 1,8 | Sérum + sang d'épreuve = 3.510 |
| 1,5 . . . | Formes de transition. ⎱ | | 24 heures après . . . = 3.465 |
| | Léucocytes détruits . | 15,6 °/₀ | Leucocytolyse . . . = 1,2 °/₀ |

*Fragilité leucocytaire :*
15,6

*Pouvoir leucocytolysant :*
1,2

OBSERVATION 76.

*Granulie.*

Eugénie B..., 14 ans 1/2. — Entre le 2 avril 1914 pour une pleurésie séro-fibrineuse gauche ; liquide peu abondant qui se résorbe rapidement, mais la température reste élevée, oscillant autour de 39°. Hémoptysies légères le 13 avril. Généralisation rapide. Mort le 24 avril.

1re *prise de sang*, le 3 avril 1914.

Numération leucocytaire = 5.420.

**Formule leucocytaire.**

| SANG non fragilisé. | | SANG fragilisé. | |
|---|---|---|---|
| 67,1 . . . | Polynucléaires. . . | 42,7 | |
| 28,1 . . . | Lymphocytes. . . | 34,6 | |
| 2,2 . . . | Mononucléaires . . | } 0,7 | Sérum + sang d'épreuve = 4.702 |
| 1,9 . . . | Formes de transition. | | 24 heures après . . . = 4.670 |
| 0,6 . . . | Eosinophiles . . . | 0,4 | Leucocytolyse . . . . = nulle. |
| | Leucocytes détruits . | 21,6 °/₀ | |

*Fragilité leucocytaire :*
<u>21,6</u>

*Pouvoir leucocytolysant :*
0

2e *prise de sang*, le 11 avril. A ce moment, aggravation de l'état général.

Numération leucocytaire = 7.680.

**Formule leucocytaire.**

| SANG non fragilisé. | | SANG fragilisé. | |
|---|---|---|---|
| 76,2 . . . | Polynucléaires. . . | 66 | |
| 21,1 . . . | Lymphocytes . . . | 25,5 | |
| 1,4 . . . | Mononucléaires . . | } 0,6 | Sérum + sang d'épreuve = 8.752 |
| 0,9 . . . | Formes de transition. | | 24 heures après . . . = 6.975 |
| 0,4 . . . | Basophiles. . . . | | Leucocytolyse . . . = 20,7 °/₀ |
| | Leucocytes détruits . | 7,9 °/₀ | |

*Fragilité leucocytaire :*
<u>7,9</u>

*Pouvoir leucocytolysant :*
<u>20,7</u>

### OBSERVATION 77.

*Péritonite tuberculeuse.*

Jeanne V..., 14 ans. — Forme sèche. Signes pleuro-pulmonaires bilatéraux. Fièvre à petites oscillations. Mort le 26 août.

*Prise de sang :* 26 avril 1914.

Numération leucocytaire = 4.760.

**Formule leucocytaire.**

| SANG non fragilisé. | | SANG fragilisé. |
|---|---|---|
| 74,7 . . . | Polynucléaires. . . | 55,1 |
| 22,7 . . . | Lymphocytes. . . | 20 |
| 1,3 . . . | Mononucléaires . . | |
| 0,9 . . . | Formes de transition. | |
| 0,4 . . . | Eosinophiles . . . | |
| | Leucocytes détruits . | 24,8 °/₀ |

Sérum + sang d'épreuve = 5.917
24 heures après . . . = 5.377
Leucocytolyse. . . . = 9,1°/₀

*Fragilité leucocytaire :*
24,8

*Pouvoir leucocytolysant :*
9,1

### OBSERVATION 78.

*Péritonite tuberculeuse.*

Rosa B..., 5 ans. — Forme ulcéro-caséeuse. État général mauvais. Oscillations thermiques.

*Prise de sang,* le 27 avril 1914.

Numération leucocytaire = 8.980.

**Formule leucocytaire.**

| SANG non fragilisé. | | SANG fragilisé. |
|---|---|---|
| 64 . . . | Polynucléaires. . . | 54,2 |
| 29,6 . . . | Lymphocytes. . . | 22,6 |
| 1,8 . . . | Mononucléaires . . | 0,4 |
| 0,8 . . . | Formes de transition. | |
| 0,5 . . . | Basophiles. . . . | |
| 3,2 . . . | Eosinophiles . . . | 2,8 |
| | Leucocytes détruits . . | 20 °/₀ |

Sérum + sang d'épreuve = 6.420
24 heures après . . . . = 6.487
Leucocytolyse. . . . = nulle.

*Fragilité leucocytaire :*
20

*Pouvoir leucocytolysant :*
0

## OBSERVATION 79.

*Péritonite tuberculeuse.*

Valentine N..., 15 ans 1/2. — Forme enkystée sous-ombilicale. Signes pulmonaires. Fièvre à oscillations. État grave. Mort le 28 mai.

*Prise de sang*, le 27 avril 1914.

Numération leucocytaire = 15.700.

**Formule leucocytaire.**

| SANG non fragilisé. | | SANG fragilisé. |
|---|---|---|
| 86,3 . . . | Polynucléaires . . . | 75,7 |
| 11,8 . . . | Lymphocytes . . . | 15 |
| 1,2 . . . | Mononucléaires . . } | |
| 0,6 . . . | Formes de transition. } | 0,3 |
| | Leucocytes détruits . | 9 °/₀ |

Sérum + sang d'épreuve = 6.232
24 heures après . . . = 6.210
Antileucocytolyse probable

*Fragilité leucocytaire :*
9

*Pouvoir leucocytolysant :*
négatif.

## OBSERVATION 80.

*Péritonite tuberculeuse.*

Simonne C..., 9 ans 1/2. — Forme sèche, plus de fièvre depuis quelque temps. Bon état général.

*Prise de sang*, le 15 juillet 1914.

Numération leucocytaire = 8.120.

**Formule leucocytaire.**

| SANG non fragilisé. | | SANG fragilisé. |
|---|---|---|
| | Polynucléaires . . . | 38,3 |
| | Lymphocytes . . . | 39,1 |
| | Eosinophiles . . . | 1,6 |
| | Leucocytes détruits . | 21 °/₀ |

Sérum + sang d'épreuve = 7.920
24 heures après . . . = 7.987
Leucocytolyse nulle.

*Fragilité leucocytaire :*
21

*Pouvoir leucocytolysant :*
0

11

### OBSERVATION 81.

*Tuberculose pulmonaire.*

Marie R..., 14 ans. — Bacilles tuberculeux dans les crachats. 2ᵉ degré. Période d'oscillations.

Numération leucocytaire = 12.380.

**Formule leucocytaire.**

| SANG non fragilisé. | | | SANG fragilisé. |
|---|---|---|---|
| 81,5. | . . | Polynucléaires. . . | 79,2 |
| 15,9. | . . | Lymphocytes . . . | 14,6 |
| 0,9. | . . | Mononucléaires . . | } 0,8 |
| 0,7. | . . | Formes de transition. | } |
| 0,9. | . . | Eosinophiles . . . | |

Leucocytes détruits .   4,4 °/₀

Sérum + sang d'épreuve = 7.335
24 heures après. . . = 7.200
Antileucocytolyse prouvée.

*Fragilité leucocytaire :*
4,4

*Pouvoir leucocytolysant :*
négatif.

Il semble que dans la pleurésie séro-fibrineuse à évolution franche, la fragilité et la leucocytolyse obéissent aux mêmes lois que dans les infections cycliques. Dans le cas observé, la fragilité dépasse la normale au moment de la chute de température et elle paraît avoir sa signification favorable.

Ces propriétés sont fortes au début de l'évolution dans l'observation 76, et si on les avait suivies, on aurait probablement constaté l'abaissement des deux chiffres. Cependant, la fragilité leucocytaire était grande dans la granulie (75), la leucocytolyse en revanche insignifiante.

Augmentée dans les péritonites tuberculeuses (77 et 78) elle était au contraire diminuée dans l'observation 79 ; dans cette dernière, l'enfant est morte plus tôt après l'examen. Chez la petite malade (80), en voie de guérison, elle était nette.

La valeur de ces constatations est pour ces cas difficile à fixer et les rapports avec la *leucocytolyse* sont loin d'être évidents. La leucocytolyse est négative dans l'observation 81 de tuberculose pulmonaire chronique et la fragilité faible conformément aux résultats de Secousse. Les réactions varient avec la forme clinique.

## § 14. — **Néphrites**.

### OBSERVATION 82.

*Néphrite aiguë hématurique.*

Auguste L..., 4 ans 1/2.

1<sup>re</sup> *prise de sang*, le 8 novembre 1913 en pleine période fébrile.

Sérum + sang d'épreuve = 4.814
24 heures après . . . = 3.374
Leucocytolyse . . . = 53 %

*Fragilité leucocytaire :*
»

*Pouvoir leucocytolysant :*
53

2ᵉ *prise de sang*, le 11 novembre. La température est normale, l'état de l'enfant s'est beaucoup amélioré.

Numération leucocytaire = 9.460.

**Formule leucocytaire.**

| SANG non fragilisé. | | | SANG fragilisé. | |
|---|---|---|---|---|
| 64 . . . | Polynucléaires. . . | 52 | | |
| 22,4. . . | Lymphocytes . . . | 22,5 | | |
| 2,9. . . | Mononucléaires . . } | 2,2 | | |
| 1,6. . . | Formes de transition . } | | | |
| 0,5. . . | Basophiles. . . . | 0,4 | Sérum + sang d'épreuve = 4.770 | |
| 1,2. . . | Eosinophiles . . . | 0,7 | 24 heures après. . . = 4.140 | |
| | Leucocytes détruits . | 22,1 °/₀ | Leucocytolyse . . . = 13,2 °/₀ | |

*Fragilité leucocytaire :*
22,1

*Pouvoir leucocytolysant :*
13,1

A noter que la résistance globulaire était aussi diminuée.

**Le taux de destruction leucocytaire baisse en même temps que l'affection s'améliore.**

### OBSERVATION 83.

*Néphrite aiguë hématurique.*

Eugène M..., 3 ans 1/2. En voie de guérison, 14 novembre 1913.

Sérum + sang d'épreuve = 6.637
24 heures après . . . = 3.082
Leucocytolyse. . . = 55,3 °/₀

*Fragilité leucocytaire :*
»

*Pouvoir leucocytolysant :*
55,3

### OBSERVATION 84.

*Néphrite scarlatineuse ancienne.*

Roger J..., 6 ans 1/2. — 23 mars. A eu de l'œdème les jours

précédents. En bon état actuellement. Traces d'albumine. Urée dans le sang = 0 gr. 30. 23 mars.

**Formule leucocytaire.**

| SANG non fragilisé. | | SANG fragilisé. | |
|---|---|---|---|
| 76,9 (fragiles). | Polynucléaires. . . | 73,3 | |
| 21 . . . | Lymphocytes . . . | 20,4 | |
| 1 . . . | Mononucléaires . . | } 0,5 | |
| 0,6. . . | Formes de transition. | | |
| 0,2. . . | Basophiles. . . . | | Sérum + sang d'épreuve = 5.220 |
| 0,2. . . | Eosinophiles . . . | 0,2 | 24 heures après. . : = 4.455 |
| | Leucocytes détruits . | 5,6 °/₀ | Leucocytolyse . . = 14,6 °/₀ |

$$\frac{Fragilité\ leucocytaire:}{5,6} \qquad \frac{Pouvoir\ leucocytolysant:}{14,6}$$

25 mars. Poussée aiguë de néphrite hématurique. Température = 40°.

Albumine = 3 grammes par litre.

Urée dans le sang = 0 gr. 30.

Numération leucocytaire = 17.520.

**Formule leucocytaire.**

| SANG non fragilisé. | | SANG fragilisé. | |
|---|---|---|---|
| 77,7 (fragiles). | Polynucléaires . | 62,3 | |
| 20. . . . | Lymphocytes . . . | 22,8 | |
| 1,3 . . . | Mononucléaires . . | } 0,8 | |
| 0,7 . . . | Formes de transition. | | Sérum + sang d'épreuve = 4.702 |
| 0,2 . . . | Eosinophiles . . . | 0,3 | 24 heures après . . = 4.400 |
| | Leucocytes détruits . | 13,7 °/₀ | Leucocytolyse . . . = 4,3 °/₀ |

$$\frac{Fragilité\ leucocytaire:}{13,7} \qquad \frac{Pouvoir\ leucocytolysant:}{4,3}$$

OBSERVATION 85.

*Urémie.*

Lucie Pr..., 11 ans.— Urémie post-scarlatineuse. Angine 3 semaines avant. Accidents convulsifs et œdème pulmonaire. Saignée. mort dans l'après-midi.

|  |  |  |
|---|---|---|
| Sérum + sang d'épreuve | = | 4.810 |
| 24 heures après . . | = | 3.532 |
| Leucocytolyse. . . | = | 28,7 % |

*Fragilité leucocytaire :*
———————————————
»

*Pouvoir leucocytolysant :*
———————————————
28,7

## OBSERVATION 86.

### *Anasarque.*

Simonne B..., 20 mois. Broncho-pneumonie, état apoplect. Anasarque, mais dans le sérum il n'y a que 0 gr. 33 d'urée par litre. Entrée le 6 décembre, morte le 7 au matin.

**Formule leucocytaire.**

| SANG non fragilisé. |  | SANG fragilisé. |
|---|---|---|
| 62 (très fragiles). | Polynucléaires. . . | 54 |
| 32,5 . . . | Lymphocytes . . | 25 |
| 2,3 . . . | Mononucléaires . . | } 2 |
| 1,6 . . . | Formes de transition. | |
| 0,3 . . . | Basophiles . . . | » |
| 0,8 . . . | Eosinophiles . . . | 0,2 |
| | Leucocytes détruits. | 18,5 |

*Fragilité leucocytaire :*
———————————————
18,5

*Pouvoir leucocytolysant :*
———————————————
»

On a l'impression d'être au-dessous du chiffre de destruction réelle, étant donné l'aspect des polynucléaires. Les plus fragiles ont vraisemblablement disparu.

Feuillié, de ses observations et de ses recherches, avait conclu à l'origine leucopathique de certaines néphrites : l'intoxication causale produisant une altération des leucocytes qui seraient secondairement éliminés ; l'albuminurie résulterait de l'élimination leucocytaire, et l'hématurie qui l'accompagne parfois serait fonction de la diminution de la résistance globulaire L'existence de cette fragilité, très réelle, est passible d'une autre interprétation. Elle est souvent considérable dans les néphrites, elle a été retrouvée par Carles et Mauriac et par Secousse, mais ces auteurs ont montré qu'il n'y a pas de rapport direct entre le taux de l'albumine et le degré de cette fragilité, et même qu'ils peuvent être en proportions inverses. Secousse a déjà fait observer que les altérations leucocytaires sont plutôt secondaires à l'état pathologique et relèvent des modifications humorales en particulier de l'augmentation de l'urée du sang.

Les examens de l'observation 84 ont été faits avant et pendant une poussée fébrile avec hyperleucocytose. A ce stade le pouvoir leucocytolytique devenu insignifiant et la fragilité minime paraissent influencés par la fièvre comme dans les autres affections aiguës.

La destruction leucocytaire dans le cas 82 s'atténue tout en restant appréciable avec l'amélioration. La destruction leucocytaire atteint 28,7 et la fragilité 18,5 dans un cas d'urémie.

Dans l'ensemble elles baissent quand l'état général devient meilleur, à l'encontre de ce qui se passe dans les maladies aiguës pour lesquelles le déterminisme est différent.

Elles ne résultent pas, semble-t-il d'une vraie leucocytolyse, mais plutôt d'une action toxolytique du sérum.

Nous n'en fournissons que des preuves indirectes.

Chez l'enfant Auguste L..., il y avait aussi diminution de la résistance globulaire sans qu'on ait constaté la présence d'autolysine ou d'isolysine ; les leucocytes et les globules avaient été altérés d'une façon analogue.

Dans une expérience faite avec le sérum (85) le pouvoir destructeur est resté sensiblement le même, en dépit du vieillissement qui aurait atténué une action leucocytolysinique.

L'urée du sang joue un rôle (ses propriétés leucotoxiques ont été utilisées par Achard et Feuillié, dans leur premier procédé de mesure de la résistance) mais la teneur en urée n'intervient pas seule : en effet dans deux cas où le dosage a été pratiqué, le taux ne dépassait pas o gr. 32.

A côté de l'urée, entrent en ligne des substances leuconocives indéterminées si bien que la fragilité leucocytaire existe dans les néphrites sans rétention azotée et dans d'autres états pathologiques, où elle dépend de troubles humoraux comparables, « vraie fragilité d'origine dyscrasique ».

### § 15. — États dyscrasiques.

OBSERVATION 87.

*Asystolie.*

Laure Th..., 13 ans 1/2. — Maladie mitrale. OEdème des mem

bres inférieurs. Gros foie. Légère cyanose. Pas de signes pulmonaires.

*Prise de sang*, le 5 décembre, au début du traitement digitalique.

Numération leucocytaire = 9.000.

**Formule leucocytaire.**

| SANG non fragilisé. | | SANG fragilisé. | |
|---|---|---|---|
| 71,4 . . . | Polynucléaires . . | 53,2 | |
| 22,9 . . . | Lymphocytes. . . | 18,4 | |
| 3,9 . . . | Mononucléaires . .⟩ | | |
| 0,6 . . . | Formes de transition. ⟩ | 1 | |
| 0,2 . . . | Basophiles. . . . | | Sérum + sang d'épreuve = 6.165 |
| 0,9 . . . | Eosinophiles . . . | 0,6 | 24 heures après . . . . = 2.677 |
| | Leucocytes détruits . | 26,8 °/₀ | Leucocytolyse. . . = 56,6.°/₀ |

|  *Fragilité leucocytaire :*  |  *Pouvoir leucocytolysant :*  |
|---|---|
| 26,8 | 56,6 |

OBSERVATION 87 *bis*.

*Insuffisance aortique.*

Mélanie V..., 14 ans 1/2.

Numération leucocytaire = 5.580.

**Formule leucocytaire.**

| SANG non fragilisé. | | SANG fragilisé. | |
|---|---|---|---|
| | Polynucléaires . . | 46,8 | |
| | Lymphocytes. . . | 17,4 | |
| | Mononucléaires . .⟩ | | |
| | Formes de transition. ⟩ | 0,3 | |
| | Basophiles . . . | | Sérum + sang d'épreuve = 7.155 |
| | Eosinophiles . . . | 2,6 | 24 heures après. . . = 7.087 |
| | Leucocytes détruits . | 32,9 °/₀ | Leucocytolyse . . . = nulle. |

|  *Fragilité leucocytaire :*  |  *Pouvoir leucocytolysant :*  |
|---|---|
| 32,9 | 0 |

OBSERVATION 88.

*Purpura rhumatoïde.*

André P..., 11 ans.

Numération leucocytaire = 15.800.

**Formule leucocytaire.**

| SANG non fragilisé. | | SANG fragilisé. |
|---|---|---|
| 75,2 . . . | Polynucléaires . . | 66,8 |
| 23,1 . . . | Lymphocytes. . . | 23,2 |
| 0,7 . . . | { Mononucléaires . . ) Formesdetransition. } | 0,4 |
| 0,2 . . . | Basophiles . . . | |
| 0,7 . . . | Eosinophiles . . . | 0,8 |
| | Leucocytes détruits . | 8,8 °/o |

Sérum + sang d'épreuve = 5.095
24 heures après. . . = 4.857
Leucocytolyse . . = 12,6 °/o

*Fragilité leucocytaire :*
—————
8,8

*Pouvoir leucocytolysant :*
—————
12,6

OBSERVATION 89.

*Purpura.*

Louise L..., 14 ans. — Phase d'instabilité.

Numération leucocytaire = 6.120.

**Formule leucocytaire.**

| SANG non fragilisé. | | SANG fragilisé. |
|---|---|---|
| 56,3 . . . | Polynucléaires . . | 58,5 |
| 39,7 . . . | Lymphocytes. . . | 38,1 |
| 0,6 . . . | Mononucléaires . . ) | |
| 1,2 . . . | Formesde transition. } | 0,8 |
| 2,2 . . . | Eosinophiles . . . | 1,6 |
| | Leucocytes détruits . | 21 °/o |

Sérum + sang d'épreuve = 4.770
24 heures après. . . = 4.647
Leucocytolyse . . . = 2,3 °/o

*Fragilité leucocytaire :*
—————
21

*Pouvoir leucocytolysant :*
—————
2,3

OBSERVATION 90.

*Anémie grave.*

Marcelle Ch..., 14 ans 1/2. — Globules rouges = 780.000. Hémoglobine = 0,25.

Numération leucocytaire = 6.560.

|  |  |
|---|---|
| | Sérum + sang d'épreuve = 11.925 |
| | 24 heures après . . . = 7.560 |
| Leucocytes détruits.       10 °/₀ | Leucocytolyse . . . = 36,6 °/₀ |

*Fragilité leucocytaire :*          *Pouvoir leucocytolysant :*
10                                       36,6

OBSERVATION 91.

*Anémie légère.*

Aline F..., 13 ans.

Numération leucocytaire = 4.560.

|  |  |
|---|---|
| | Sérum + sang d'épreuve = 7.200 |
| | 24 heures après . . . = 5.970 |
| | Leucocytolyse . . . = 16,25 °/₀ |

*Fragilité leucocytaire :*          *Pouvoir leucocytolysant :*
»                                        16,25

## § 16. — Affections diverses.

OBSERVATION 92.

*Syphilis.*

Madeleine G..., 12 ans. — Hérédo-syphilis. Maintenant en bon état.

|  |  |
|---|---|
| | Sérum + sang d'épreuve = 4.455 |
| | 24 heures après . . . = 3.375 |
| | Leucocytolyse . . . = 24,2 °/₀ |

*Fragilité leucocytaire :*          *Pouvoir leucocytolysant :*
»                                        24,2

## OBSERVATION 93.

### *Chorée.*

Marie L..., 12 ans 1/2. — Prélèvement de sang le 9 février 1914 au 6ᵉ jour du traitement par la liqueur de Boudin.

> Sérum + sang d'épreuve = 7.110
> 24 heures après . . . . = 5.772
> Leucocytolyse . . . = 18,6 °/₀

*Fragilité leucocytaire :*
»

*Pouvoir leucocytolysant :*
18,6

## OBSERVATION 94.

### *Kyste hydatique du foie.*

Hélène G..., 11 ans.

*Prise de sang* le 13 décembre. Réaction de Weinberg positive.

Numération leucocytaire = 6.520.

**Formule leucocytaire.**

| SANG non fragilisé. | | SANG fragilisé. |
|---|---|---|
| 53,4 . . . | Polynucléaires . . | 52,4 |
| 34,6 . . . | Lymphocytes. . . | 37 |
| 4 . . . | { Mononucléaires . . ) ( Formes de transition. ) | 2,6 |
| 0,4 . . . | Basophiles . . . | 0,2 |
| 7,6 . . . | Eosinophiles . . . | 6 |
| | Leucocytes détruits. | 1,4 °/₀ |

Sérum + sang d'épreuve = 4.385
24 heures après . . = 4.410
Antileucocytolyse. . .

*Fragilité leucocytaire :*
1,4

*Pouvoir leucocytolysant :*
négatif.

Opération le 22 décembre.

*Prise de sang*, le 27 décembre.

### Formule leucocytaire.

| SANG<br>non fragilisé. | | SANG<br>fragilisé. | |
|---|---|---|---|
| 65,4 . . . | Polynucléaires . . | 57 | |
| 20,8 . . . | Lymphocytes. . . | 19 | |
| 2,2 . . . | Mononucléaires . . } | | |
| 1,4 . . . | Formes de transition. } | 2,3 | |
| 0,4 . . . | Basophiles . . . | 0,2 | Sérum + sang d'épreuve $= 7.200$ |
| 9,8 . . . | Eosinophiles . . . | 9 | 24 heures après . . . $= 4.747$ |
| | Leucocytes détruits. | 12,2 % | Leucocytolyse . . . $= 34,3$ % |

*Fragilité leucocytaire :*
12,2

*Pouvoir leucocytolysant :*
34,3

*Prise de sang*, 6 janvier, 15 jours après l'intervention.

### Formule leucocytaire.

| SANG<br>non fragilisé. | | SANG<br>fragilisé. | |
|---|---|---|---|
| 65,2 . . . | Polynucléaires . . | 63,1 | |
| 19,5 . . . | Lymphocytes. . . | 20 | |
| 4,1 . . . | Mononucléaires . . } | | |
| 1,6 . . . | Formes de transition. } | 3 | |
| 0,6 . . . | Basophiles . . . | 0,2 | Sérum + sang d'épreuve $= 8.752$ |
| 8,9 . . . | Eosinophiles . . . | 5,8 | 24 heures après . . . $= 8.797$ |
| | Leucocytes détruits. | 7,6 % | Leucocytolyse. . . . $=$ nulle. |

*Fragilité leucocytaire :*
7,6

*Pouvoir leucocytolysant :*
0

L'antileucocytolyse a fait place après l'intervention à de la leucocytolyse avec fragilité leucocytaire. L'opération elle-même joue-t-elle un rôle dans ces résultats ? 15 jours après on ne les observe plus. Y a-t-il simplement retour à l'équilibre normal, ou cette constatation implique-t-elle les mêmes réserves que la persistance de l'éosinophilie ?

OBSERVATION 95.

*Vulvo-vaginite.*

Odette L..., 9 ans.

Numération leucocytaire = 7.360.

**Formule leucocytaire.**

| SANG non fragilisé. | | SANG fragilisé. | |
|---|---|---|---|
| 57,1 . . . | Polynucléaires . . | 48,6 | |
| 37,2 . . . | Lymphocytes. . . | 17,6 | |
| 1,3 . . . | Mononucléaires . . ⎱ | | |
| 0,4 . . . | Formes de transition. ⎰ | 0 | |
| | Basophiles . . . | | Sérum + sang d'épreuve = 6.232 |
| 0,9 . . . | Eosinophiles. . . | 2,6 | 24 heures après. . . = 6.322 |
| | Leucocytes détruits . | 31,1 % | Leucocytolyse. . . . = nulle. |

*Fragilité leucocytaire :*
$$\frac{}{31,1}$$

*Pouvoir leucocytolysant :*
$$\frac{}{0}$$

## § 17. — **Variations individuelles.**

Il existe enfin des différences individuelles dans le taux de ces propriétés que nous nous bornons à signaler sans interpréter.

OBSERVATION 96.

Simonne B..., 12 ans. — Trichophytie C. R. positive.

**Formule leucocytaire.**

| SANG non fragilisé. | | SANG fragilisé. | |
|---|---|---|---|
| | Polynucléaires . . | 33,5 | |
| | Lymphocytes. . . | 50 | |
| | Mononucléaires . . ⎱ | | |
| | Formes de transition. ⎰ | » | Sérum + sang d'épreuve = 4.432 |
| | Basophiles . . . | | 24 heures après . . . = 3.532 |
| | Leucocytes détruits . | 15 % | Leucocytolyse. . . . = 18 % |

*Fragilité leucocytaire :*
$$\frac{}{15}$$

*Pouvoir leucocytolysant :*
$$\frac{}{18}$$

OBSERVATION 97.

Geneviève D..., 13 ans 1/2.

Numération leucocytaire = 5.370.

**Formule leucocytaire.**

| SANG non fragilisé. | | SANG fragilisé. | |
|---|---|---|---|
| 54 . . . | Polynucléaires . . | 32,1 | |
| 37,2 . . . | Lymphocytes. . . | 43 | |
| 5,3 . . . | Mononucléaires . . } | | |
| 1,1 . . . | Formes de transition. } | 6 | |
| 0,5 . . . | Basophiles . . . | | Sérum + sang d'épreuve = 4.770 |
| 1,7 . . . | Eosinophiles . . . | | 24 heures après. . . = 4.635 |
| | Leucocytes détruits . | 16,1 °/₀ | Leucocytolyse . . . = 2,8 °/₀ |

*Fragilité leucocytaire :*  
16,1

*Pouvoir leucocytolysant :*  
2,8

OBSERVATION 98.

Lucie S..., 13 ans.

Numération leucocytaire.

**Formule leucocytaire.**

| SANG non fragilisé. | | SANG fragilisé. |
|---|---|---|
| 62,3 . . . | Polynucléaires . . | 51 |
| 25,6 . . . | Mononucléaires . . | 25,1 |
| 3,2 . . . | Lymphocytes. . . } | |
| 2,3 . . . | Formes de transition. } | 2 |
| 0,3 . . . | Basophiles . . . | |
| 5,9 . . . | Eosinophiles . . . | 3,7 |
| | Leucocytes détruits. | 18 °/₀ |

*Fragilité leucocytaire :*  
18

*Pouvoir leucocytolysant :*  
»

## OBSERVATION 99.

Jeanne For..., 9 ans.

Numération leucocytaire = 6.340.

**Formule leucocytaire.**

| SANG non fragilisé. | | SANG fragilisé. | |
|---|---|---|---|
| 50,6 . . . | Polynucléaires . . | 45 | |
| 42,1 . . . | Lymphocytes. . . | 31,7 | |
| 1,3 . . . | Mononucléaires . . | } 0,6 | |
| 1 . . . | Formes de transition. | | |
| | Basophiles | | Sérum + sang d'épreuve = 10.058 |
| 4,9 . . . | Eosinophiles . . . | 3,4 | 24 heures après . . . = 10.216 |
| | Leucocytes détruits. | 19,3 $^o/_o$ | Leucocytolyse . . . = nulle. |

*Fragilité leucocytaire :*
19,3

*Pouvoir leucocytolysant :*
0

# CHAPITRE VI

**POUVOIR LEUCOCYTOLYSANT DES LIQUIDES NOR-
MAUX ET PATHOLOGIQUES ET FRAGILITÉ DES
LEUCOCYTES DES ÉPANCHEMENTS.**


Nous avons essayé de déterminer l'action des liquides normaux et pathologiques sur les leucocytes du
sang d'une part; et d'autre part la résistance des leucocytes des épanchements.

Technique. — Les liquides séro-fibrineux pourraient
être recueillis dans la solution citratée aux mêmes
proportions (4 pour 1) que le sang : la technique serait
alors celle des plasmas. Pour le liquide céphalo-rachidien et les liquides qui ne coagulent pas il suffit de
centrifuger et de décanter.

Nous nous sommes arrêtée au procédé le plus simple : Prélèvement du liquide qui exsude après coagulation pour les premiers, et centrifugation pour les
autres. La recherche du pouvoir leucocytolysant se
fait par la méthode ordinaire.

L'action sur les éléments qu'ils renferment peut
être étudiée par les numérations successives, à l'hématimètre lorsque les éléments sont abondants, à la

cellule de Nageotte lorsqu'ils sont plus rares. La citratation est alors indispensable pour les liquides séro-fibrineux. Nous nous sommes bornée à l'évaluation de la fragilité leucocytaire qui en est la mesure indirecte.

Tout d'abord nous avions suivi la technique proposée par M. Achard.

Le liquide citraté préalablement ou non, suivant sa nature, est centrifugé, et on porte une goutte du culot dans la solution hypotonique. Pour le reste on opère comme avec le sang fragilisé.

Or dans la plupart de nos liquides, en particulier les liquides de méningites cérébro-spinales, la fragilité était considérable, et les éléments ainsi traités étaient méconnaissables et beaucoup sûrement disparus, de sorte qu'il était impossible avec le mode de numération adopté, de distinguer des degrés, dans les examens successifs. Aussi dans les recherches ultérieures, nous nous sommes contentée d'une simple centrifugation (avec ou sans citratation). Le culot était directement étalé sur lames, et les éléments comptés d'après notre division habituelle.

Nous consignons ici quelques résultats.

OBSERVATION 100.

*Pleurésie séro-fibrineuse droite.*

Marguerite L..., 11 ans.

1<sup>re</sup> *ponction* exploratrice lé 20 avril.

**Formule.**

| | | |
|---|---|---|
| Globules rouges . . . . . = nombreux | | |
| Lymphocytes . . . . . . = 96,6 | Liquide + sang d'épreuve = 6.480 |
| Polynucléaires . . . . . = 3,4 | 24 heures après . . . = 5.377 |
| Leucocytes détruits. . . . = 0 | Leucocytolyse . . . = 13,5% |

*Fragilité leucocytaire :*
——————————
0

*Pouvoir leucocytolysant :*
——————————
13,5

2<sup>e</sup> *ponction* exploratrice le 25 avril, en même temps qu'une prise de sang.

**Formule.**

Globules rouges

Lymphocytes ; nets, bien colorés, bien
   conservés . . . . . . = 100

Leucocytes détruits . . . . = 0

Liquide + sang d'épreuve = 6.075

24 heures après . . . = 5.512

Leucocytolyse . . . = 8,5 %

*Fragilité leucocytaire :*
——————————
0

*Pouvoir leucocytolysant :*
——————————
8,5

OBSERVATION 101.

*Pleurésie purulente.*

Suzanne F..., 5 ans.

**Formule**

Polynucléaires, très fragiles, à contours indécis, à noyau net cependant. . . . . . . . . = 5

Leucocytes détruits . . . . . = 95

*Fragilité leucocytaire :*
——————————
95

*Pouvoir leucocytolysant :*
——————————
»

La plupart de nos examens ont porté sur des liquides céphalo-rachidiens.

## OBSERVATION 102.

*Liquide céphalo-rachidien normal.*

Jeanne D..., 6 ans 1/2. — Pneumonie droite. Symptômes méningés, sans signes pulmonaires nets au début.

*Ponction lombaire :* liquide clair, hypertendu mais normal.

**Formule.**

Lymphocytes à la cellule de Nageotte. = 2

Liquide + sang d'épreuve = 13.738
24 heures après. . . = 7.957
Leucocytolyse . . . = 51 °/₀

*Fragilité leucocytaire :*
»

*Pouvoir leucocytolysant :*
51

## OBSERVATION 103.

*Méningite tuberculeuse.*

Louise G..., 9 ans. -- Entrée le 21 octobre. Morte le 30 octobre 1913.

*Ponction lombaire,* le 22 octobre, pas d'hypertension.

**Formule.**

Lymphocytose.

Liquide + sang d'épreuve = Destruction immédiate, considérable et atteignant d'emblée son chiffre définitif.

A rapprocher de l'hypotonicité bien connue du liquide de méningite tuberculeuse.

OBSERVATION 104.

*Méningite tuberculeuse.*

Marie C...

*Ponction lombaire*, le 14 janvier. Pas d'hypertension. Albumine, Lymphocytes (cellule de Nageotte), 55 par millimètre cube. Après 24 heures de séjour à l'étuve, il n'en reste plus que 35.

> Liquide + sang d'épreuve = 5.197
> 24 heures après . . . = 4.432
> Leucocytolyse . . . = 14,7 %
> Mais en réalité il y a eu, par comparaison avec les autres tubes examinés le même jour, une forte destruction immédiate.

OBSERVATION 105.

*Méningite tuberculeuse.*

Gaston C..., 19 mois.

*Ponction lombaire*, 140 lymphocytes à la cellule de Nageotte.

> Liquide + sang d'épreuve = destruction immédiate.
> Destruction secondaire = 2,6 %

OBSERVATION 106.

*Méningite tuberculeuse.*

Elisabeth L... 9 ans 1/2, morte le 30 mars.

*Ponction lombaire*, le 26 mars. Hypertension. Hyperalbuminose. 252 lymphocytes.

> Liquide + sang d'épreuve = destruction immédiate.
> Destruction secondaire . = 1 %

## OBSERVATION 107.

### *Méningite tuberculeuse.*

Andrée F..., 3 ans. — Mort le 20 avril.

*Ponction lombaire*, le 14 avril. Hypertension. Hyperalbuminose.
123 éléments à la cellule de Nageotte.

**Formule.**

Polynucléaires . . . . . . = 22,3    Liquide + sang d'épreuve = des-
Lymphocytes . . . . . . . = 65,9       truction immédiate.
Leucocytes détruits . . . . . = 11,7 °/₀    Destruction secondaire = 11, 4 °/₀

$$\frac{Fragilité\ leucocytaire:}{11,7}$$

## OBSERVATION 108.

### *Méningite tuberculeuse.*

Maurice D..., 4 ans. — Mort le 21 avril.

*Ponction lombaire*, le 14 avril.

**Formule.**

Polynucléaires. . . . . . . = 5,4    Liquide + sang d'épreuve = 5.332
Lymphocytes.. . . . . . . = 83,8    24 heures après . . . = 5.430
Leucocytes détruits . . . . . = 10,8 °/₀    Destruction immédiate .
                                             Destruction secondaire . = 3,7 °/₀

$$\frac{Fragilité\ leucocytaire:}{10,8}$$

## OBSERVATION 109.

### *Abcès multiples du cerveau à pneumocoques.*

Robert T..., 6 ans. — Réaction méningée = liquide purulent,
amicrobien.

**Formule.**

Polynucléaires . . . . . . . = 2
Lymphocytes . . . . . . . . = 3
Leucocytes détruits . . . . . . = 95 °/₀

OBSERVATION 110.

*Méningite à pneumocoques.*

Raymonde C..., 9 mois. — Mort le 10 novembre.

1$^{re}$ *ponction lombaire*, 8 novembre 1913. Liquide louche, on injecte 20 centimètres cubes de sérum antiméningococcique. A l'examen on trouve des pneumocoques.

**Formule.**

Polynucléaires très fragiles.

Liquide + sang d'épreuve = 4.882
24 heures après . . . = 4.680
Leucocytolyse. . . . = 4 %

*Pouvoir leucocytolysant :*
$$\frac{}{4}$$

2$^e$ *ponction lombaire*, 9 novembre.

**Formule.**

Polynucléaires = rares, déformés.
Débris cellulaires se colorant mal.
Vraie culture de pneumocoques.

Liquide + sang d'épreuve = 4.050
24 heures après . . . = 2.722
Leucocytolyse . . . = 32,8 %

*Pouvoir leucocytolysant :*
$$\frac{}{32,8}$$

OBSERVATION 111.

*Méningite otitique.*

Georges C..., 6 ans. — Otite droite avec paralysie faciale. Méningite. Entré le 13 avril 1914.

1$^{re}$ *ponction lombaire*. Hypertension énorme. Liquide louche. Lymphocytes. Polynucléaires. Pas d'éléments microbiens.

2$^e$ *ponction lombaire*. Suivie d'une injection de 20 centimètres cubes de sérum antiméningococcique. Les ensemencements faits avec les liquides de la 1$^{re}$ et de la 2$^e$ ponction sont restés négatifs. Évidement pétro-mastoïdien.

3$^e$ *ponction lombaire*, le 15 avril, 20 centimètres cubes de sérum.

4ᵉ *ponction lombaire*, le 19 avril. Rémission, puis reprise des accidents.

5ᵉ *ponction lombaire*, le 28 avril.

6ᵉ *ponction lombaire*, le 30 avril, 20 centimètres cubes de sérum.

7ᵉ *ponction lombaire*, le 2 mai, 20 centimètres cubes de sérum.

Mort le 3 mai.

1ʳᵉ *ponction.*

**Formule.**

| | |
|---|---|
| Polynucléaires (bien conservés) . . = 50,1 | Liquide + sang d'épreuve = 6.660 |
| Lymphocytes . . . . . . . = 46,6 | 24 heures après. . . = 3.600 |
| Leucocytes détruits . . . . = 3,3 % | Leucocytolyse. . . = 45,9 % |

$$\frac{Fragilité\ leucocytaire :}{3,3} \qquad \frac{Pouvoir\ leucocytolysant :}{45,9}$$

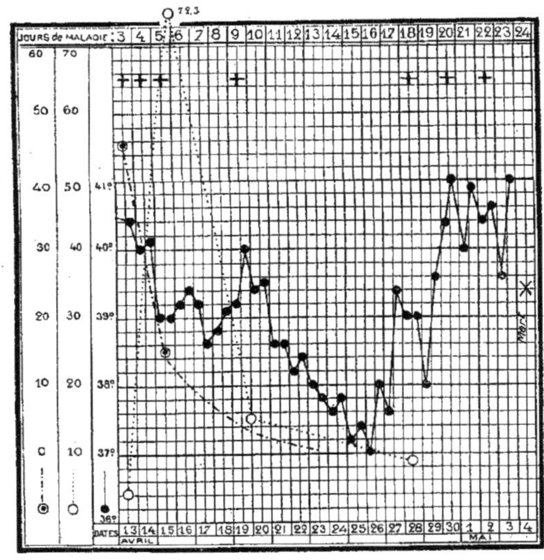



OBSERVATION 111.

+ Ponction lombaire.

———— Température.

. . . . . . Fragilité leucocytaire.

— . — . — Pouvoir leucocytolysant.

3ᵉ ponction.

**Formule.**

Polynucléaires (plus fragiles) .  . = 21,2

Lymphocytes. .  .  .  .  . = 6,4

Leucocytes détruits .  .  .  .  . = 72,3 %

Fragilité leucocytaire :
72,3 %

Liquide + sang d'épreuve = 6,907

24 heures après .  .  . = 5.850

Leucocytolyse  .  . = 15,2 %

Pouvoir leucocytolysant :
15,2

4ᵉ ponction.

**Formule.**

Polynucléaires  .  .  .  . = 41,3

Lymphocytes .  .  .  .  . = 43,5

Leucocytes détruits .  .  .  . = 15,2 %

Fragilité leucocytaire :
15,2

5ᵉ ponction.

**Formule.**

Polynucléaires (bien mieux conser-

vés) .  .  .  .  .  .  . = 62,5

Lymphocytes .  .  .  .  . = 29,2

Leucocytes détruits .  .  .  . = 8,3 %

Fragilité leucocytaire :
8,3

OBSERVATION 112.

Méningite cérébro-spinale (à méningocoques).

Marcel Pr..., 3 ans.

1ʳᵉ ponction lombaire, le 15 octobre. Suivie de l'injection de 20 centimètres cubes de sérum antiméningococcique.

Indice de fragilité .  .  .  .  . = 94

Liquide + sang d'épreuve = 6.795

24 heures après .  .  . = 6.526

Leucocytolyse .  .  . = 3,8 %

Pouvoir leucocytolysant :
3,8 %

94

2ᵉ *ponction lombaire*, le 18 octobre. Suivie de l'injection de 20 centimètres cubes de sérum antiméningococcique.

**Formule.**

Polynucléaires . . . . . . .

Lymphocytes très nombreux.

Liquide + sang d'épreuve = 6.637
24 heures après . . . = 5.872
Leucocytolyse . . . = 11,6 %

*Pouvoir leucocytolysant :*
_______________________
11,6

OBSERVATION 112 *bis* (1).

*Méningite cérébro-spinale.*

Angeline P..., 6 ans. — (Observation déjà rapportée.)

1ʳᵉ *ponction lombaire*, le 25 janvier, 25 centimètres cubes de sérum.

2ᵉ *ponction lombaire*, le 26 janvier, 20 centimètres cubes de sérum.

3ᵉ *ponction lombaire*, le 27 janvier, 20 centimètres cubes de sérum.

Guérison rapide de la méningite.

1ʳᵉ *Ponction.*

**Formule.**

Polynucléaires (bien colorés).

Leucocytes détruits . . . . . = 10 %

Liquide + sang d'épreuve = 6.592
24 heures après . . . = 6.525
Leucocytolyse. . . . = nulle.

*Fragilité leucocytaire :*
_______________________
10

*Pouvoir leucocytolysant :*
_______________________
0

2ᵉ *Ponction.*

**Formule.**

Quelques lymphocytes.

Leucocytes détruits. . . . . = 50 %

Liquide + sang d'épreuve = 5.940
24 heures après . . . = 5.332
Leucocytolyse . . . = 10,2 %

*Fragilité leucocytaire :*
_______________________
50

*Pouvoir leucocytolysant :*
_______________________
10,2

(1) Voir OBS. 72, concernant la même malade pour des recherches différentes.

3<sup>e</sup> *Ponction.*

Liquide clair.

Liquide + sang d'épreuve = 6.817
24 heures après . . . = 7,087
Leucocytolyse. . . . = nulle.

*Pouvoir leucocytolysant :*
$$\frac{}{0}$$

A l'encontre de l'opinion courante, l'apparition des formes fragiles, après l'action du sérum et l'amélioration consécutive, annonce la disparition des éléments figurés et par conséquent la guérison locale.

### OBSERVATION 113

*Méningite cérébro-spinale* (à méningocoques).

Juliette Ch..., 7 ans.

1<sup>re</sup> *ponction lombaire*, le 13 avril 1914. Liquide purulent. Très nombreux méningocoques. Injection de 20 centimètres cubes de sérum.

2<sup>e</sup> *ponction lombaire*, le 14 avril. On obtient difficilement quelques centimètres cubes de liquide. Polynucléaires. Quelques lymphocytes. Très rares méningocoques. 20 centimètres cubes de sérum.

3<sup>e</sup> *ponction lombaire*, le 16 avril. Liquide beaucoup plus clair. Ne contient plus de méningocoques. Guérison rapide, mais surdi-mutité consécutive.

1<sup>re</sup> *ponction.*

**Formule.**

Polynucléaires (fragiles, mal colorés, à contours peu nets) . . . . . . = 86,6
Lymphocytes . . . . . . . = 3,3
Leucocytes détruits. . . . . . = 10 °/₀

*Fragilité leucocytaire :*
$$\frac{}{10}$$

Liquide + sang d'épreuve = 6.502
24 heures après . . . = 4.185
Leucocytolyse . . . = 35,6 °/₀

*Pouvoir leucocytolysant :*
$$\frac{}{35,6}$$

2<sup>e</sup> ponction.

**Formule.**

| | |
|---|---|
| Polynucléaires (mieux conservés) . = 59,5 | Liquide + sang d'épreuve = 6.210 |
| Lymphocytes . . . . . . . = 10,6 | 24 heures après . . . = 6.075 |
| Leucocytes détruits . . . . . = 29,8 | Leucocytolyse . . . = 2,3 °/₀ |

*Fragilité leucocytaire :*
<br>———————————
<br>29,8

*Pouvoir leucocytolysant :*
<br>———————————
<br>2,3

3<sup>e</sup> ponction.

**Formule.**

| | |
|---|---|
| Polynucléaires (noyau peu divisé, quelques- | Liquide de sang d'épreuve = 6.255 |
| uns rappellent les mononucléaires. = 52,4 | 24 heures après . . = 4.230 |
| Lymphocytes . . . . . . . = 8,1 | Leucocytolyse . . = 32,4 °/₀ |
| Lymphocytes détruits . . . . = 39,5 °/₀ | |

*Fragilité leucocytaire :*
<br>———————————
<br>39,5

*Pouvoir leucocytolysant :*
<br>———————————
<br>32,4

Les formes de destruction deviennent plus nombreuses avec l'amélioration de la méningite.


OBSERVATION 114.

Méningite cérébro-spinale.

André H..., 2 ans 1/2. — Évolution favorable. Amélioration rapide.

1<sup>re</sup> *ponction*, le 24 février. Injection de sérum.

**Formule.**

| | |
|---|---|
| Polynucléaires. . . . . . . = 65 |
| Lymphocytes . . . . . . . = 13,3 |
| Leucocytes détruits . . . . . = 21,7 °/₀ |

*Fragilité leucocytaire :*
<br>———————————
<br>21,7

2º *ponction*, le 25 février. Injection de sérum,

**Formule.**

Polynucléaires.  .  .  .  .  .  . $= 44,8$  
Lymphocytes .  .  .  .  .  . $= 6,7$  
Leucocytes détruits .  .  .  . $= 48,5$ %

$$\frac{Fragilité\ leucocytaire :}{48,5}$$

3º *ponction*, le 27 février. Injection de sérum.

**Formule.**

Polynucléaires.  .  .  .  .  . $= 58,4$  
Lymphocytes .  .  .  .  . $= 22,1$  
Leucocytes détruits .  .  .  . $= 19,5$ %

$$\frac{Fragilité\ leucocytaire :}{19,5}$$

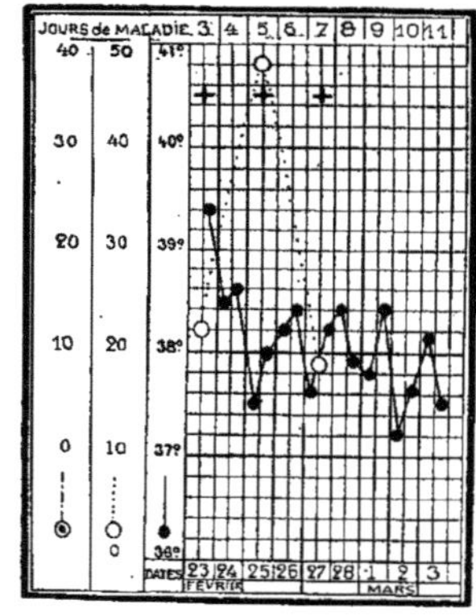


OBSERVATION 114.

+ 30 centimètres cubes de sérum.

——————— Température.  
. . . . . . . Fragilité leucocytaire.  
—.—.— Pouvoir leucocytolysant.

OBSERVATION 115.

*Méningite cérébro-spinale.*

Maurice A..., 5 ans. — Entre le 7 mai. Le début remontait à 3 semaines environ.

1<sup>re</sup> *ponction*, le 7 mai. Liquide à peine louche. Quelques rares méningocoques intra-cellulaires. 30 centimètres cubes de sérum.

2<sup>e</sup> *ponction*, le 7 mai. Injection de sérum.

3<sup>e</sup> *ponction*, le 10 mai. Injection de sérum. Guérison apparente, puis reprise des accidents. Aux ponctions ultérieures, le liquide de plus en plus purulent, n'est pas modifié par les injections de sérum. Cachexie. Mort le 7 juin.

1<sup>re</sup> *ponction.*

**Formule.**

Polynucléaires pâles, peu distincts . $= 50$
Lymphocytes (mal colorés) . . . $= 22,2$
Leucocytes détruits . . . . . $= 27,8 \ ^o/_o$

*Fragilité leucocytaire :*
27,8

2<sup>e</sup> *ponction.*

**Formule.**

Polynucléaires (un peu mieux colorés) $= 79,7$
Lymphocytes . . . . . . . $= 6,4$
Leucocytes détruits . . . . . $= 13,8 \ ^o/_o$

*Fragilité leucocytaire :*
13,8

3<sup>e</sup> *ponction.*

**Formule.**

Polynucléaires (beaucoup plus distincts, bien colorés, noyau com-
   pact). . . . . . . . . $= 64,5$
Lymphocytes . . . . . . . $= 31,6$
Leucocytes détruits . . . . . $= 3,9 \ ^o/_o$

*Fragilité leucocytaire :*
3,9

Les liquides pleuraux vérifiés sont trop peu nombreux pour qu'il se dégage des conclusions de cet examen.

Le liquide céphalo-rachidien normal détruit les globules blancs mais il s'agit d'actions d'osmonocivité. Elles sont plus évidentes dans la méningite tuberculeuse dans laquelle on observe surtout une destruction immédiate bien différente de la destruction par leucocytolyse ; elle continue quelquefois mais dans de faibles proportions.

Le changement des conditions osmotiques suffit à l'expliquer et ces faits sont en rapport vraisemblablement avec l'hypotonocité bien connue du liquide dans cette affection.

La fragilité leucocytaire est souvent marquée et les étalements présentent alors de nombreuses formes de destruction ; la quantité d'albumine « résidu de cytolyse » (Feuillié) est proportionnelle à leur abondance.

<h3 align="center">Liquide céphalo-rachidien dans les<br>méningites aiguës.</h3>

*Le pouvoir leucocytolysant* nul à la première ponction dans l'observation 112 *bis* a augmenté après injection de sérum. Chez l'enfant Juliette Ch. il a présenté des oscillations, par neutralisation ou absorption momentanée sans doute, car la fragilité leucocytaire s'est accrue avec les injections. L'observation 114 a fourni une fragilité assez grande qui a

augmenté sous l'influence du traitement pour revenir
ensuite à sa valeur primitive.

Il semble donc que dans les cas favorables de méningite cérébro-spinale à méningocoques, les injections
de sérum exagèrent le pouvoir leucocytolysant et la
fragilité leucocytaire, qui affectent entre eux, suivant
le moment, des rapports variables, et que cet effet soit
nécessaire pour la guérison. Dans l'observation 115
où une rechute a entraîné la mort du petit malade les
leucocytes ne sont pas devenus plus fragiles.

En dehors de son action spécifique, le sérum exerce
une action leucocytolysante que nous avons déjà notée
avec les résultats d'un autre ordre. Cette action s'est
même manifestée au début, chez des malades pour les-
quels il ne pouvait agir spécifiquement.

Ainsi dans la méningite otitique (obs. 111) la fragilité
grande, il est vrai, avant tout traitement a atteint 72,3.
Ce maximum coïncidait avec une rémission.

L'observation 110 répond à un autre ordre de faits.
La fragilité excessive n'a plus qu'une signification
fâcheuse : elle traduit l'infériorité dans la lutte contre
le pneumocoque. Ceci nous amène à formuler quelques
réflexions :

Dans les méningites aiguës une destruction considérable des globules blancs peut exister dans les
cas mortels. Elle relève alors de facteurs toxiques, et
est comparable à l'hypoleucocytose sanguine dans les
formes graves des infections. Elle marque la défaite
des phagocytes dans la lutte contre l'intoxication ou
des germes trop virulents, mais la fragilité leucocytaire

s'accroît ensuite dans certaines limites sous l'influence du traitement spécifique dans les cas heureux, et l'aspect des polynucléaires n'a pas exactement la valeur qu'on lui accorde. On admettait qu'ils deviennent plus intacts à mesure que l'amélioration se dessine. Cela n'est vrai qu'avec des restrictions. Des liquides franchement purulents ne renferment plus que des éléments de résistance nulle, et la fragilité considérable est due à la *dégénérescence pyoïde* ; le premier effet du traitement sera, dans ces cas, une ascension de la résistance, les phagocytes devenant plus aptes à la lutte ; mais dans une deuxième phase, et à partir d'un certain degré, l'effet sera tout autre, et c'est le seul que nous ayons généralement observé. Les formes de destruction plus nombreuses à mesure que l'état s'améliore ne doivent pas être oubliées dans le pourcentage et si les polynucléaires sont parfois mieux conservés c'est qu'on ne classe plus dans ce groupe que les éléments les plus résistants. En même temps que le taux des polynucléaires diminue apparaissent des formes lymphocytiques, dont les relations avec la fonte des polynucléaires seraient intéressantes à préciser.

Malgré ces réserves, la leucocytolyse et la fragilité leucocytaire dans le liquide sont aussi indispensables pour la guérison locale que la leucocytolyse et la fragilité dans le sang pour la terminaison d'une infection; mais cette fragilité *leucocytolysinique* qui entraîne le rétablissement de la formule normale, est bien distincte de la fragilité par dégénérescence *pyoïde* des éléments vaincus dans l'exercice de leur fonction phagocytaire. La leucolyse spécifique seule est active.

La leucocytose du liquide céphalo-rachidien est une réaction de défense, qui n'est pas sans inconvénient. Le retour à la normale est marqué par sa disparition; et la leucocytolyse complète en outre son action défensive, en libérant les antitoxines et les anticorps dont les globules blancs ont eu le temps de se charger.

Les sérums spécifiques injectés dans la cavité sous-arachnoïdienne, ont aussi l'avantage de déterminer cette leucolyse locale.

L'opinion ancienne tirée des examens cytologiques des liquides dans les méningites, si elle ne doit pas être inversée et rejetée, a besoin d'être corrigée et modifiée.

# CHAPITRE VII

## RECHERCHES EXPÉRIMENTALES SUR LA LEUCOCYTOLYSE DANS L'INTOXICATION ET L'INFECTION DIPHTÉRIQUES

(Laboratoire de Pathologie expérimentale et comparée de
M. le professeur ROGER.)

L'animal d'expérience choisi a été le lapin.

Nous rapportant aux vérifications de Kronulitzky nous nous sommes adressée tout d'abord à l'*hirudine* comme substance anticoagulante, au taux qu'il a employé dans ses recherches (1/1500 du mélange total).

Pour cela, 1 centigramme d'hirudine est dissous dans du sérum physiologique à 9 p. 1.000. La solution est ainsi à 1/500.

Le sang d'épreuve est recueilli dans cette solution dans la proportion de 2 à 1.

A 6 gouttes de sérum on ajoute 3 gouttes de solution anticoagulante et 6 gouttes de sang hirudiné (soient 4 gouttes de sang pur). On compte aussitôt et après vingt-quatre heures de séjour à l'étuve; avec notre système de numération pour avoir le nombre de leucocytes par mmc, il suffit de multiplier le chiffre compté dans la cellule de l'hématimètre par 37,5.

Ce taux paraît bien être le meilleur.

En effet, nous avons constaté qu'avec des taux inférieurs à 1/3000 les mélanges coagulaient ; avec l'hirudine au 1/1500 on obtenait le minimum de destruction (18 p. 100 environ); au-dessous, le mélange était moins stable et la destruction plus forte ; au-dessus elle augmentait rapidement (62,8 à 1/1000).

L'hirudine semble avoir une action destructrice propre sur les leucocytes. A ce point de vue elle est inférieure au citrate de soude ; cependant elle exposerait moins aux coagulations secondaires lorsqu'il s'agit d'examens sur le sang des animaux. Son emploi est obligatoire pour le sang de chien, mais pour nos expériences sur le lapin nous sommes revenue à la solution citratée utilisée dans nos recherches cliniques. Le sang était recueilli par ponction de la veine marginale de l'oreille.

Les conditions d'expérience sont moins rigoureuses sur le lapin, aussi avons-nous obtenu pour exprimer la destruction normale des chiffres plus variables *(17 p. 100, 0 = 0 = 26 = 22,4 = 25,4 = 0 = 23,2 0 = 0 = 17)* et la leucocytolyse ne peut être affirmée qu'avec un taux assez fort. D'ailleurs, ici encore, la forme du tracé a plus de valeur que les chiffres.

La toxine diphtérique nous était fournie par l'Institut Pasteur.

La dose mortelle chez le lapin est mal définie. Pour nous repérer et d'après quelques essais, nous avons compté en moyenne une dose 4 fois plus forte pour un lapin de 2 kilogrammes que la dose mortelle, déterminée sur un cobaye de 400 grammes environ.

## A. — **Doses massives**.

EXPÉRIENCE I. — Lapin 96/171. Poids : 2.060 grammes.

Injection sous-cutanée de 1/5 de centimètre cube de toxine diphtérique (dose mortelle pour le cobaye : 1/500 de cmc).

1<sup>re</sup> *prise de sang*, immédiatement avant l'injection.

2<sup>e</sup> *prise de sang*, 24 heures après. Mort environ 36 heures après.

Leucocytolyse $\begin{cases} \text{Sérum (1)} = 0. \\ \text{Sérum (2)} = 22,6\ \%. \end{cases}$

EXPÉRIENCE II. — Lapin 75/171. Poids 2 kgr. 040.

Injecté avec 1/10 de centimètre cube de la même toxine. Mort moins de 48 heures après. *Prise de sang* immédiatement avant et 24 heures après l'injection.

Leucocytolyse . . . . . . . $\begin{cases} \text{Sérum (1) } 33,2\ \% \\ \text{Sérum (2)} 24,6\ \% \end{cases}$

La leucocytolyse a diminué.

Les lapins injectés avec des doses plus fortes sont morts avant la seconde prise de sang. La dose injectée était très supérieure à la dose mortelle.

La leucocytolyse a été nulle ou faible quelques heures avant la mort (étalon de Manoukhine).

## B. — **Doses plus faibles**.

EXPÉRIENCE III. — Lapin 26/171. Poids : 2.000 grammes.

Injection de 1/100 de centimètre cube de toxine (mortelle pour le cobaye à 1/500). Mort au 3<sup>e</sup> jour.

*Prise de sang*, 24 heures avant, et 48 heures après l'injection.

Leucocytolyse. $\begin{cases} \text{Sérum (1)} = 0 \\ \text{Sérum (2)} = 12,1\ \% \\ \text{Sérum (3)} = 0 \end{cases}$

EXPÉRIENCE IV. — Lapin (9). Poids : 1 kgr. 66o.

Injecté avec 1/300 de centimètre de cube de toxine très active
(mortelle à 1/1000 pour le cobaye).

1$^{re}$ *prise de sang* : avant l'injection.

2$^e$ *prise de sang* : 24 heures après. Poids : 1 kgr. 515; 48 heures
après ; poids, 1 kgr. 400.

Lapin très malade. Paralysie du train postérieur. Prise de sang
impossible. Mort rapide.

      Sang (1) (7.160 leucocytes). | Leucocytolyse = 27,2 °/₀

      Sang (2) (9.520 leucocytes). | Leucocytolyse = 22,3 °/₀

## C. — Intoxication lente.

EXPÉRIENCE V — Lapin (8). Poids : 1 kgr. 8oo.

1$^{re}$ *prise de sang* : 19 juin, puis aussitôt après, injection de 1 centimètre cube de toxine (mortelle pour le cobaye à 1/800) diluée au
1/500.

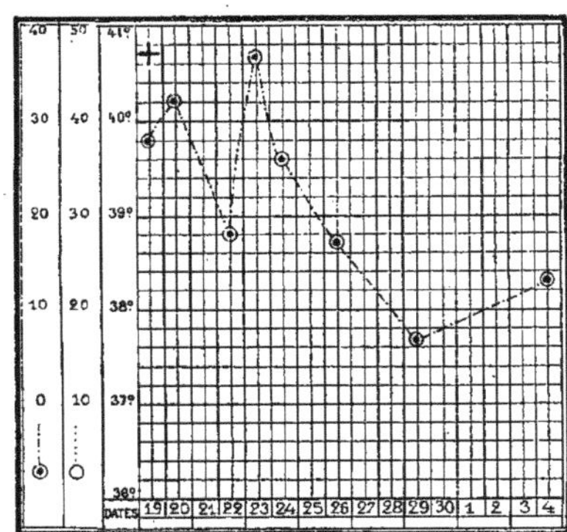


TRACÉ. EXPÉRIENCE V.

+ Injection de toxine.

— . — . — Pouvoir leucocytolysant.

2ᵉ *prise :* le 20 juin. Poids : 1 kgr. 855.
3ᵉ *prise :* le 22 juin. Poids : 1 kgr. 760.
4ᵉ *prise :* le 23 juin. Poids : 1 kgr. 670.
5ᵉ *prise :* le 24 juin. Poids : 1 kgr. 650.
6ᵉ *prise :* le 26 juin. Poids : 1 kgr. 440.
7ᵉ *prise :* le 29 juin. Poids : 1 kgr. 550.
8ᵉ *prise :* le 4 juillet. Poids : 1 kgr. 660.
Mort dans la nuit du 7 au 8 juillet.

| Sang (1) | — | Leucocytolyse = 27 % |
| Sang (2) (8.300 leucocytes). | | — = 31,1 % |
| Sang (3) | — | — = 18 % |
| Sang (4) | — | — = 36,5 % |
| Sang (5) | — | — = 25,7 % |
| Sang (6) | — | — = 17 % |
| Sang (7) | -- | — = 6 % |
| Sang (8) | — | — = 13,1 % |

La leucocytolyse d'abord augmentée est devenue plus faible avec les progrès de l'intoxication.

EXPÉRIENCE VI. — Lapin blanc. Poids : 1 kgr. 870.
Toxine (dose mortelle pour cobaye, 1/500) : 1/300.
1ʳᵉ *prise de sang :* avant l'injection, 28 juillet.

Numération leucocytaire = 9.800 | Leucocytolyse = 12,1 %
29 *juillet :* Poids : 1 kgr. 820.

11.240 leucocytes | Leucocytolyse = 20 %
30 *juillet :* Poids : 1 kgr. 690.
31 *juillet :* Poids : 1 kgr. 750.

Numération = 13.560 leucocytes | Leucocytolyse = 6,2 %
Cette observation n'a pu être suivie.


## D. — Injection de bacille diphtérique.

EXPÉRIENCE VII. — Lapin gris. Poids : 1 kgr. 900. 28 juillet.
Numération = 5.360 leucocytes | Leucocytolyse = 7,2 %.

Injection sous-cutanée de 1/2 centimètre cube d'une culture de bacilles diphtériques.

29 *juillet*. Poids : 1 kgr. 820.

Numération = 5.740 leucocytes | Leucocytolyse = 0.

30 *juillet*. Poids : 1 kgr. 880.

7.520 leucocytes | Leucocytolyse = 0.

31 *juillet*. Poids : 1 kgr. 930.

5.760 leucocytes | Leucocytolyse = 24, 2 $^{\circ}/_{\circ}$.

L'apparition de la leucocytolyse [coïncidait avec l'amélioration; mais cette expérience a été interrompue.

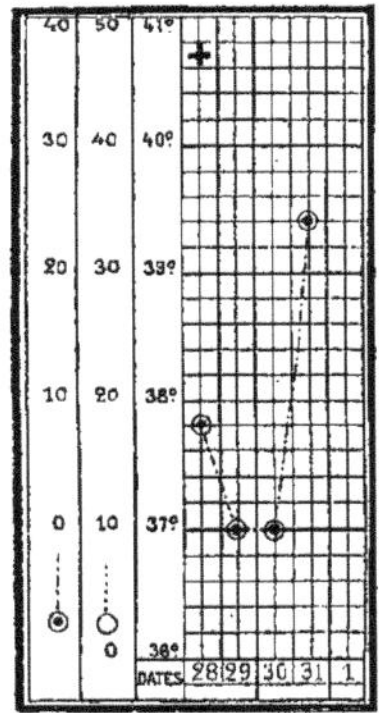


TRACÉ. EXPÉRIENCE VII.

+ Injection de bacilles.

— . — . — Pouvoir leucocytolysant.

## E. — **Action du sérum antidiphtérique.**

EXPÉRIENCE VIII. — Lapin blanc. Poids : 1 kgr. 56o.

1re *prise de sang :* le 8 juillet. Injection de 5 centimètres cubes de sérum antidiphtérique.

2e *prise :* le 9 juillet. Poids : 1 kgr. 580.

3e *prise :* le 10 juillet. Poids : 1 kgr. 650. Nouvelle injection de 5 centimètres cubes de sérum.

4e *prise :* le 11 juillet. Poids : 1 kgr. 700. Injection de 7 centimètres cubes de sérum.

5e *prise :* le 18 juillet. Poids : 1 kgr. 680.

| | |
|---|---|
| Sang (1) 12.280 leucocytes. | Leucocytolyse $= 4,2 \ ^o/_o$ |
| Sang (2)  7.880   — | —   $= 21,7 \ ^o/_o$ |
| Sang (3) 11.440   — | —   $= 28 \ ^o/_o$ |
| Sang (4) 13.880   — | —   $= 33 \ ^o/_o$ |
| Sang (5)   — | —   $=$ nulle. |

Le sérum a provoqué de la leucocytolyse qui s'atténue au bout de quelques jours, cette influence est surtout nette après la 1re injection.

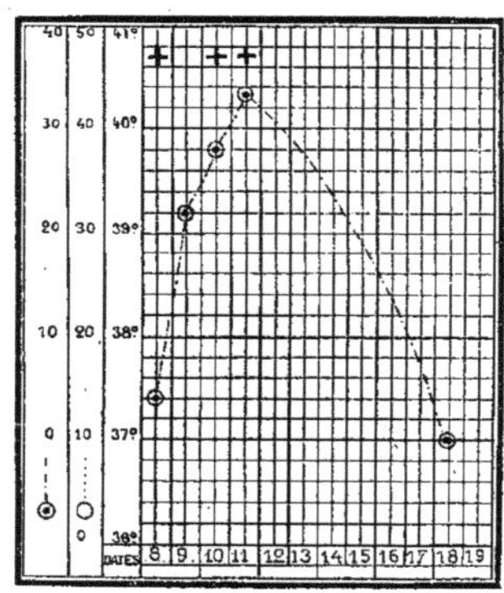


TRACÉ. EXPÉRIENCE VIII.

+ 5 centimètres cubes de sérum.

— . — . — Pouvoir leucocytolysant.

## Intoxication diphtérique traitée par le sérum.

Expérience IX. — Lapin blanc et gris. Poids : 2 kgr. o5o.

1<sup>re</sup> *prise de sang :* 28 juillet. Injection de 1/300 de toxine diphtérique (dose non mortelle).

2<sup>e</sup> *prise :* le 29 juillet. Poids : 1 kgr. 990. Injection de 5 centimètres cubes de sérum antidiphtérique.

3<sup>e</sup> *prise :* le 30 juillet. Poids 1 kgr. 880. Nouvelle injection de 5 centimètres cubes de sérum.

4<sup>e</sup> *prise :* le 31 juillet. Poids : 1 kgr. 920.

| | | |
|---|---|---|
| Sang (1)   6.600 leucocytes. | Leucocytolyse | $= 20\ °/°$ |
| Sang (2) 10.120   — | — | $= 5\ °/_0$ |
| Sang (3)   8.960   — | — | $= 11,4\ °/_0$ |
| Sang (4)   6.240   — | — | $= 29,2\ °/_0$ |

N'a pu être suivi plus longtemps.

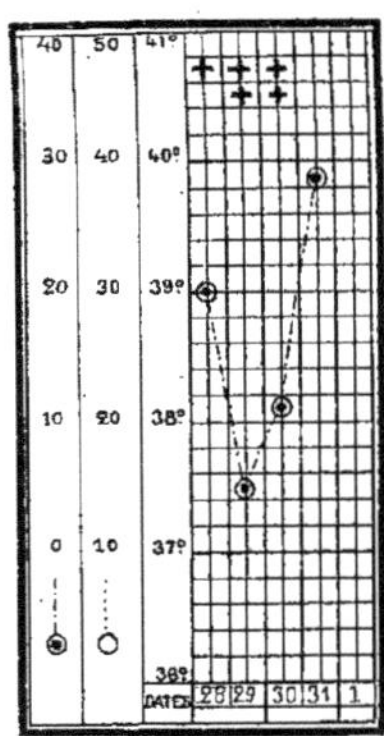


Tracé. Expérience IX.

+ Injection de toxine.

+ + Injection de sérum.

— . — . — Pouvoir leucocytolysant.

La phase d'hyperleucocytose paraît abrégée par l'action du sérum. La reprise de poids coïncide avec l'augmentation de la leucocytolyse.

Le pouvoir leucocytolytique s'atténue ou disparaît dans les intoxications rapidement mortelles; dans les autres il présente des oscillations, et une sorte de crise répondant à l'amélioration. Le sérum agit spécifiquement et en avançant, et favorisant la leucocytolyse.

La courbe de ces propriétés mieux que celle de l'hyperleucocytose et de la polynucléose (Besredka) permet de suivre la marche de l'intoxication.

# CHAPITRE VIII

## CARACTÈRES DES LEUCOCYTOLYSINES
## ÉTUDE ANALYTIQUE

Les résultats consignés ont trait à l'isoleucocytolyse. Le moment de la maladie où ces propriétés appa-
raissent dans le sérum, la forme de la courbe représentative, les modifications hématologiques et les symptômes cliniques simultanés permettent de conclure à
une action analogue *in vivo*, s'exerçant sur les leucocytes du malade lui-même, les leucocytolysines mises
en évidence étant à la fois iso et autoleucocytolysantes.
Les phénomènes sont compliqués par ce fait que les
leucocytes du malade peuvent avoir subi des modifications au contact du plasma circulant, et *in vitro*,
l'action du sérum sera différente sur des leucocytes
normaux et sur les leucocytes du sujet lui-même. Ceux-
ci sont protégés contre ce sérum par *l'antiferment*
des leucocytolysines ou au contraire fragilisés (c'est-à
dire sensibilisés) et ils subiront alors une destruction
plus intense, et nous avons déjà vu pour ces raisons,
la nécessité d'avoir recours dans les expériences ordinaires à un sang vecteur de leucocytes indifférent

(fourni par un sujet normal). Néanmoins, l'existence de l'autoleucocytolyse est indéniable, et elle peut souvent être constatée *in vitro*. Elle n'aura pas toujours le même degré que l'isoleucocytolyse concomitante.

### Vérifications.

I. — Autoleucocytolyse . . . . . . . 48,2 %
Isoleucocytolyse . , . . . . . . 53,1

II. — Autoleucocytolyse . . . . . . . 36,6 %

III. — Autoleucocytolyse . . . . . . . 12 %
Isoleucocytolyse . . . . . . . . 13,2

IV. — Autoleucocytolyse . . . . . . . 28,2
Isoleucocytolyse . . . . . . . . 56,6

V. — Autoleucocytolyse . . . . . . . 0
Isoleucocytolyse . . . . . . . . 18

VI. — Autoleucocytolyse . . . . . . . 19,5
Isoleucocytolyse . . . . . . . . 20

VII. — Autoleucocytolyse . . . . . . . 29,9
Isoleucocytolyse plus faible . . . . 11,4

Le pouvoir isoleucocytolysant est tantôt plus élevé, tantôt plus faible que le pouvoir autoleucocytolysant. Les leucocytolysines agissent sur les deux sortes de leucocytes et les différences viennent de l'état des éléments eux-mêmes, soumis à des influences multiples dans le sérum vecteur.

La température optima pour ces ferments est de 37° ; cependant leur activité se manifeste (quoiqu'un peu ralentie), à des températures plus basses et même à o°. Aussi, dans les cas où l'on n'a pu opérer aseptiquement et où l'on redoute les interventions étrangères, peut-on mettre les tubes à la glacière pendant les 24 heures intercalaires, mais il n'y a pas grand avantage ; et s'il est indiqué de ne se servir que de tubes et de pipettes stériles, et d'éviter les contaminations, la stérilité absolue n'est pas indispensable. Manoukhine n'a pas observé de changement dans les résultats avec une asepsie très relative.

Ces propriétés sont nettes avec des quantités de sérum minimes, jusqu'à 1/15 du mélange total, mais ce ne sont pas là naturellement des proportions favorables pour les expériences.

Elles s'atténuent par le *vieillissement*. Après 5 jours elles sont diminuées de moitié, elles ont disparu au bout de 13 à 14 jours (Manoukhine). Cette particularité est facile à vérifier.

Un pouvoir leucocytolysant de 32,7 n'est plus une semaine après que de 1.7 p. 100.

Du second au 4° jour après le prélèvement, un indice leucocytolytique de 27,4 n'a pas été sensiblement modifié.

Un sérum dont le taux de leucocytolyse atteint 37,1 au 6° jour a perdu toute activité au 15° jour.

Le pouvoir leucocytolytique de 21 p. 100 après 24 heures, s'est abaissé à 7,7 en huit jours.

En revanche, un sérum indifférent le 9 avril a donné 50 p. 100 de destruction le 18 avril. Il faut ici invoquer une autre influence. Ce sérum conservé avec le caillot était teinté par hémolyse : les conditions osmotiques n'étaient plus les mêmes.

Le mélange de deux sérums leucocytolysants a un pouvoir leucocytolysant variable.

Des parties égales d'un sérum d'indice leucocytolytique égal à 37,7 et d'un sérum d'indice 25,9 ont donné une destruction égale à 47,7 p. 100.

Le pouvoir leucocytolytique total est ici plus fort que chacun d'eux séparément.

4 gouttes de sérum leucocytolysant à 54,3 p. 100 et 2 gouttes d'un sérum à 20,7 avaient un pouvoir leucocytolytique de 40,2 intermédiaire.

**Chauffage.** — Le chauffage du sérum à 60° pendant une heure, diminue le pouvoir leucocytolysant, et à 70° le fait disparaître au bout d'un quart d'heure. Manoukhine n'a pas observé de variations avec le chauffage à 55° contrairement à ce qui est démontré pour l'ensemble des lysines. Par analogie, il est naturel d'admettre que la leucocytolyse demande pour se produire l'association d'une sensibilisatrice spécifique et d'une alexine ou complément ; le fait que le phénomène n'est pas empêché après chauffage à 55° infirmerait cette hypothèse, mais étant donné la technique suivie, il est difficile de dissocier les éléments d'action, et il est une intervention qui n'est pas abstraite dans les conditions ordinaires de l'expérience : le sérum frais du sang d'épreuve en petite quantité, moins de deux gouttes. le sérum ne représentant que le 1/5 du sang total, fournit peut-être assez d'alexine ; cependant les résultats obtenus avec les sérums vieillis restent alors contradictoires.

**Épreuves d'inactivation.** — Il est nécessaire d'éliminer cette cause d'erreur dans l'étude *analytique des leuco-cytolysines*.

L'identification d'une lysine légitime exige diverses épreuves : inactivation par le chauffage à 55° pendant une demi-heure et réactivation par adjonction du complément ; inactivation par vieillissement et réactivation analogue. Elles ont été faites pour les *hétéroleucocy-tolysines*.

Le procédé de Manoukhine pour isoler les leucocytes est compliqué. Il est plus simple de recourir à la déplasmatisation.

Le sang est citraté dans les proportions définies. On centrifuge, on décante ; on lave plusieurs fois avec la même solution citratée et on a soin de ramener au volume primitif. On a ainsi une émulsion de globules rouges et de leucocytes.

Pour le reste, on mélange comme à l'ordinaire : VI gouttes de sérum + II gouttes de solution citratée + X gouttes de l'émulsion (1).

Ce procédé comprend des manipulations supplémentaires trop longues pour être généralisé, il exige de plus que le sérum examiné vienne d'être recueilli ce qui limiterait les expériences : il est utile pour des recherches spéciales.

Arrive-t-on ainsi à inactiver un sérum leucocytoly-

(1) La citratation secondaire n'est utile que pour se rapprocher du taux optimum, bien qu'on n'arrive pas avec la déplasmatisation à des proportions rigoureuses.

sant par chauffage à 55° et à le réactiver par addition de sérum frais ?

Le pouvoir leucocytolytique ayant été vérifié par le procédé ordinaire, on combinera les épreuves dans la même expérience ainsi disposée :

| 1, 2, 3, 4, etc. | 1′, 2′, 3′, 4′ | 1″, 2″ 3″, 4″ | |
|---|---|---|---|
| Témoin facultatif. | | | Témoin obligatoire. |
| — | | | — |
| Sérums leucocytolysants non chauffés. | Ces sérums chauffés. | Sérums chauffés additionnés de sérum frais. | Sérum frais, seul qui doit être indifférent. |

Si la destruction insignifiante dans 1′ 2′ 3′, est nette dans 1″ 2″ 3″ la preuve sera faite. Avec des sérums devenus inactifs par vieillissement, on peut répéter ces essais; mais plus simplement on s'adressera à la méthode ordinaire, et au cours d'autres examens qui serviront de témoins.

| *Sérum vieilli.* Sérum frais indifférent. | Sérum récent à examiner. |
|---|---|

Effectivement, au moins dans un cas, nous avons obtenu la réactivation. Entre autres, un sérum dont l'indice de 37,1 était tombé à o au 15ᵉ jour, mélangé à un sérum neutre a récupéré partiellement son pouvoir leucocytolytique (16,1 p. 100).

Les isoleucocytolysines sont de même ordre que les autres ferments leucocytolytiques. Leur température optima est à 37°. Elles sont détruites à 70° et s'atténuent par le chauffage à 60°. Nous ajouterons qu'elles sont inactivées par le chauffage à 56° et le vieillissement.

Elles rentrent dans le groupe très général des lysines, formées de deux constituants : une sensibilisatrice spécifique thermostabile et l'alexine ou complément, thermolabile et banale, sinon toujours identique.

De nouvelles recherches sont nécessaires pour établir plus solidement cette conception et nos expériences, sur ce point, trop peu nombreuses, ne sont pas assez concluantes.

# CHAPITRE IX

## ANTILEUCOCYTOLYSINES

Expérimentalement, l'injection de sérum *leuco-toxique* développe des propriétés *antileucotoxiques* ; c'est là l'exagération d'un pouvoir que l'organisme ne possède normalement qu'à un faible degré.

Aux leucocytolysines correspond un antiferment, les antileucocytolysines, et l'équilibre physiologique est maintenu par l'action réciproque de ces deux ferments.

Leur intervention est constante et leurs rapports varient avec les conditions physiologiques. A l'état pathologique, le conflit entre ces deux ferments règle en partie la leucocytose : l'antileucocytolyse permettant l'hyperleucocytose nécessaire à une certaine phase de la lutte, la leucocytolyse déterminant le retour à la normale.

La présence des antileucocytolysines se traduisant dans le procédé courant par des résultats tout négatifs, seules certaines épreuves biologiques permettent de les identifier. Elles sont influencées par la chaleur comme les leucocytolysines et elles sont détruites aux mêmes températures; elles s'atténuent aussi par le vieillissement. Enfin, et c'est ce qui les caractérise, elles *neutralisent les leucocytolysines*.

## EXPÉRIENCES DE NEUTRALISATION

1. — Un sérum de pouvoir leucocytolytique égal à 12,5 est *neutralisé* par mélange à parties égales avec un sérum antileucocytolysant de même date.

Ce dernier ajouté à un sérum moins ancien dont les propriétés leucocytolysantes atteignent 3o,8 abaisse la leucocytolyse à 10 p. 100. La *neutralisation* est ici *partielle*.

2. — La leucocytolyse avec un mélange de IV gouttes de sérum antileucocytolysant (de 7 jours), et II gouttes de sérum leucocytolysant (de 24 et 48 heures), est passée dans un cas de 37,7 à 6,6 p. 100 et dans l'autre de 44,6 à 14,6. Il y a eu atténuation. Il faut tenir compte du vieillissement qui a diminué l'activité de l'antileucocytolysine.

3. — Un pouvoir leucocytolytique du taux de 27,4 a été complètement supprimé.

4. — Avec IV gouttes de sérum antileucocytolysant et II gouttes de sérum très leucocytolytique (67,8 p. 100) la destruction n'a plus été que de 2,7 p. 100.

5. — IV gouttes de sérum antileucocytolysant et II gouttes de sérum leucocytolysant (19,1 p. 100). Neutralisation totale.

6. — Un sérum antileucocytolysant (à la dose de IV gouttes pour II) neutralise encore au 8e jour un sérum dont le pouvoir leucocytolytique est de 49,3.

7. — Aux mêmes proportions, un sérum antileucocytolysant vieux *de 10 jours* a fait passer la leuco cytolyse de 27 à 10 p. 100.

8. — Un sérum donnant 17 p. 100 de destruction n'a plus leucocytolysé qu'au taux de 3,6 p. 100 après mélange avec un sérum antileucocytolysant.

9. — Ce dernier sérum a neutralisé complètement un sérum de pouvoir leucocytolytique 37. Il a porté de 20,2 à 12 p. 100 la destruction avec un autre sérum.

Théoriquement du moins, on pourrait doser les antileucocytolysines en les mélangeant avec des sérums d'indice leuco cytolysant inégal, et en faisant varier le nombre de gouttes employées. Mais en pratique, la neutralisation est, suivant les cas, totale ou partielle, sans qu'on saisisse bien la progression. Nous n'en retiendrons que la preuve ainsi fournie de l'existence des antileucocytolysines.

# CHAPITRE X

## RAPPORTS ENTRE LA FRAGILITÉ LEUCOCYTAIRE ET LA LEUCOCYTOLYSE

Nous avons noté à mesure au cours de cet exposé les variations relatives de la fragilité leucocytaire et de la leucocytolyse.

La leucocytolyse précède en général l'apparition de la fragilité leucocytaire qui paraît en être l'effet ; tout se passe comme si les leucocytes avaient été impressionnés, sensibilisés, par les ferments leucocytolytiques, qui ainsi fixés provoqueraient secondairement leur destruction, tandis que dans les conditions normales ils sont protégés par l'antileucocytolysine.

Peut-on démontrer *in vitro* que les leucocytes fragiles sont des leucocytes *sensibilisés?*

Les leucocytes doivent être préparés, comme pour les épreuves d'inactivation des leucocytolysines, pour les soustraire à l'action du complément ; sans quoi il y aurait destruction et non sensibilisation.

Ils sont mis en contact d'une part avec un sérum chauffé à 56° non leucocytolysant, d'autre part avec un sérum chauffé leucocytolysant, comme pour les expériences de leucocytolyse.

Après 24 heures, on porte II gouttes du mélange dans la solution hypotonique, et on évalue la fragilité suivant le mode ordinaire.

Le chiffre trouvé n'a de valeur que par comparaison avec le chiffre obtenu avec le sérum normal.

Nos expériences, interrompues, ne nous autorisent pas à l'affirmer; il semble cependant que la fragilité leucocytaire équivaut à une vraie sensibilisation. Ces déductions s'accordent avec les résultats précédents, et l'apparition plus précoce de la leucocytolyse qui entraînerait la fragilité. Une résistance exagérée est due à la fixation de l'antileucocytolysine ou à la protection par cet antiferment.

**Pouvoir leuco-conservateur.** — MM. Achard et Bénard, avaient déjà étudié *le pouvoir leuco-conservateur* des humeurs; il se confond dans bien des cas avec les pouvoirs antileucocytolysant et leucocytolysant.

Pour l'évaluer, ils comparent la résistance des leucocytes normaux après séjour dans une humeur pathologique et dans le sérum normal. Ce second temps est supprimé en pratique.

Après une heure de contact dans le sérum à étudier, on centrifuge et avec une goutte du culot on fait l'épreuve de la résistance. Pour le sérum normal elle est faite directement avec le sang.

La résistance après passage dans le sérum sur la résistance normale $= \dfrac{r'}{r} = $ *l'indice du pouvoir leuco-conservateur.*

C'est en somme, à des détails de technique près, notre épreuve de sensibilisation ; la durée du contact est très différente. Il y aurait là une autre façon de mesurer le pouvoir leucocytolytique ; mais elle ne permet guère d'en étudier les degrés et surtout d'en définir les caractères. Cependant ces deux propriétés sont à rapprocher et l'action leuco-conservatrice est au moins partiellement sous la dépendance des ferments leucocytolytiques.

Les auteurs ont noté que l'ascension de cet indice a lieu parfois en même temps que celle de la résistance (par imprégnation des leucocytes) ; mais les oscillations ne sont pas toujours simultanées et ils ont observé une dissociation très nette, dans un cas d'urémie où le pouvoir leuco-conservateur s'était abaissé, sans doute par la présence de produits toxiques, tandis que les leucocytes étaient devenus plus résistants par adaptation à ce milieu. Dans des cas analogues nous avons trouvé les globules blancs *plus fragiles*, conformément d'ailleurs aux résultats de MM. Achard et Feuillié.

Ce qu'il faut retenir c'est la possibilité de cette dissociation, que nous avons retrouvée et signalée en passant dans plusieurs observations.

Le pouvoir leucocytolytique précède la fragilité leucocytaire et cela se conçoit, si l'on admet que celle-ci en est la conséquence par sensibilisation. Dans certains cas, par adaptation ou grâce aux antileucocytolysines qui protègent, elle est diminuée. D'autre part elle peut être très grande alors que le sérum n'a aucun pouvoir leucocytolysant. Par suite de la destruction, *in vivo*, il est saturé de substances toxiques, *empêchantes*, ou les leucocytolysines toutes fixées ne peuvent être mises en évidence (1). Un examen isolé risque fort d'être insuffisant, ou même de donner lieu à des conclusions erronées, et on ne peut avoir une idée exacte de la marche des phénomènes que par un ensemble de résultats successifs.

Le pouvoir leuco-conservateur n'est pas identique au pouvoir leucocytolysant; il a un champ plus vaste. Les leucocytes sont impressionnés en dehors des leucocytolysines, par divers produits contenus dans le sérum et qui en modifient soit la tonicité soit la toxicité, et le pouvoir leuco-conservateur sera modifié.

D'ailleurs la méthode de Manoukhine en elle-même ne distingue pas la leucocytolyse vraie des autres

(1) Botkine l'avait déjà remarqué : « Si la dissolution des globules blancs dans l'organisme au cours de la fièvre typhoïde est accélérée en comparaison avec celle de la pneumonie, il s'ensuit que le plasma d'un typhique doit être plus saturé des produits de leur dissolution que celui d'un pneumonique et la leucocytolyse en dehors de l'organisme aura une marche plus ralentie dans le plasma d'un typhique. Le pourcentage le plus élevé des formes dissoutes de globules blancs en dehors de l'organisme est justement observé dans le sang d'un pneumonique avec une forte leucocytose, et le pourcentage minime dans celui d'un typhique chez lequel le nombre des globules blancs est très abaissé. »

modes de destruction; elle mesure le pouvoir leuco-destructeur ou leuco-conservateur, quelle qu'en soit la forme, et ce sont les particularités, la destruction initiale entre autres qui feront soupçonner une destruction par osmonocivité ou leucotoxicité. Les réactions leucocytolytiques vraies ne sont caractérisées que par les épreuves biologiques.

Le pouvoir leucocytolytique a donc un sens précis et limité; il ne s'applique qu'aux phénomènes déterminés par un mécanisme spécial.

La fragilité leucocytaire lui est très étroitement liée; elle en est une manifestation plus tardive, par suite d'une véritable sensibilisation, mais elle reconnaît aussi parfois une origine différente.

# CHAPITRE XI

## ORIGINE DES LEUCOCYTOLYSINES ET DES ANTILEUCOCYTOLYSINES

Manoukhine a fait à ce sujet de nombreuses recherches dont le travail de Kronulitzky a appuyé les conclusions.

Les *leucocytolysines* sont sécrétées par *la rate; les antileucocytolysines* par *le foie*. On en avait déjà des preuves indirectes.

**Rate.** — On observe de l'hyperleucocytose après la splénectomie. Nicolas, Froment et Dumoulin dans l'intoxication diphtérique expérimentale ont trouvé une hyperleucocytose et une polynucléose plus marquées chez les lapins splénectomisés.

Les substances qui la provoquent ordinairement ne donnent plus de l'hypoleucocytose après ablation de la rate.

Dans les affections où cet organe est hypertrophié, la leucémie en particulier, les formes de dissolution des globules blancs sont nombreuses : Botkine en a compté jusqu'à 67 à 68 p. 100. Plus récemment, Achard, Ramond et Foix ont constaté une diminution de la résistance leucocytaire dans la leucémie.

L'élimination de l'acide urique et des corps xanthiques est exagérée, traduisant cette destruction; mais le fait est contesté par certains auteurs. Manoukhine relate deux observations dans lesquelles le pouvoir leucocytolytique atteignait 4o,2 et 44,2.

Dans la fièvre typhoïde où l'hypertrophie de la rate est notable, les propriétés leucocytolytiques sont constantes.

De plus, les extraits de rate sont leucocytolysants (Manoukhine); ce pouvoir disparaîtrait après chauffage à 7o° pendant un quart d'heure, mais s'agit-il bien d'une action leucocytolytique proprement dite?

Quelques preuves nouvelles sont plus sûres. Après excitation de la rate par les rayons X, les propriétés leucocytolytiques apparaissent ou augmentent; au contraire la destruction est entravée par l'irradiation du foie. Par l'irradiation d'une rate normale Manoukhine a vu le pouvoir leucocytolytique passer de 19,4, à 44,4 dans un cas, de 2,9 à 42,4 dans un autre. Cet effet serait assez persistant. Il n'est obtenu que par l'irradiation de la rate; l'irradiation d'autres organes est indifférente.

**Foie.** — En opposant le rôle du foie dans le retard de la coagulation (Delezenne et Nolf) et l'effet supposé de la destruction leucocytaire, Manoukhine arrive à cette conséquence un peu lointaine : à savoir que le foie contrarie la leucocytolyse. Plus directement, il a montré que son irradiation produit de l'antileucocytolyse (l'indice est tombé de 15,8 à 2,8).

A cet égard les expériences de Kronulitzky sur la

leucocytolyse dans la digestion sont démonstratives. La leucocytose d'absorption, provoquée également par les injections intra-rectales de peptone, est due à la pénétration des dérivés de cette substance dans le *foie* qui réagit par sécrétion d'*antileucocytolysine*. L'excitation psychique ou le repas réel ne sont plus suivis de l'hypoleucocytose habituelle si on donne en même temps une injection intra-rectale de substances alimentaires ou si le dernier repas, assez rapproché, en est à la phase d'absorption.

C'est la réalisation *in vivo* de la neutralisation des leucocytolysines fournies par la rate et des antileucocytolysines sécrétées par le foie.

Un lapin splénectomisé ne présente plus d'hypoleucocytose à l'excitation électrique du pneumogastrique, qui la produit dans les conditions ordinaires.

Le rôle antagoniste du foie et de la rate explique leur hypertrophie associée, témoignant de leur activité au cours de diverses infections.

L'hypoleucocytose du début, bien démontrée dans les infections expérimentales, déclenche ce mouvement. En outre de la chimiotaxie et du transport mécanique vers les organes profonds, elle est due pour une part à une destruction réelle des leucocytes, admise même par les adversaires de la théorie leucocytolytique. Quelle qu'en soit la cause, action des microbes et de leurs toxines, ou, comme nous le croyons, action des leucocytolysines normales du sérum, amenant cette leucolyse primaire, elle marque bien la mise en train des réactions. Vraisemblablement les

produits de destruction, comme les sérums leucotoxiques à petites doses, excitent les organes antileucocytolytiques et concourent à la réaction inverse,
d'où, si l'infection n'est pas trop violente, l'hyperleucocytose qui suit. Cette réaction est dissimulée par
l'effet des toxines dans la fièvre typhoïde.

L'hyperleucocytose ne saurait devenir permanente,
et la fin de la maladie implique le retour à la formule
moyenne. La diminution du chiffre leucocytaire sous
la seule influence des actes phagocytaires, supposerait
une infériorité du côté des leucocytes et une exagération de virulence incompatibles avec l'idée de guérison.
La leucocytolyse (au sens défini que nous lui attribuons) répond bien seule de la chute leucocytaire,
symptôme favorable et nécessaire. L'organisme, pour
se défendre contre l'hyperleucocytose, augmente sa
production de leucocytolysines (suractivité de la rate).

Dans des conditions encore loin d'être déterminées :
épuisement de la virulence, neutralisation partielle
des toxines, et sécrétion suffisante des leucocytolysines qui vont l'emporter sur les antileucocytolysines,
la destruction leucocytaire aura lieu. Mais bien des
points de ce mécanisme complexe restent obscurs.

# CHAPITRE XII

## DÉDUCTIONS THÉRAPEUTIQUES.
## LEUCOCYTOTHÉRAPIE

Le rôle des leucocytes, compris de diverses manières, n'est pas discuté, et il a conduit à des applications thérapeutiques basées d'ailleurs sur des conceptions très variées.

On a cherché à favoriser la leucocytose, ou l'on s'est adressé directement aux injections de leucocytes et d'extraits leucocytaires.

La leucocytose est exagérée par des injections diverses, et M. F. Ramond a fait de cette méthode une judicieuse critique. Ces leucocytoses artificielles, non spécifiques, sont de plus, trop tardives en clinique pour être efficaces. A ce point de vue, l'usage de la vaccinothérapie, si elle augmentait de façon constante la leucocytose, serait plus justifié ; mais son mode d'action est encore bien mal connu.

Certains auteurs, s'appuyant sur le pouvoir bactéricide des leucocytes et leur activité sécrétrice préconisent les injections de leucocytes ou de leurs extraits.

Opie a injecté une émulsion de leucocytes (obtenus par injection intra-pleurale d'aleurone) à des chiens tuberculisés et a noté quelques résultats encourageants. Les essais de Manwaring sur la méningite tuberculeuse expérimentale ne sont guère probants. Les injections leucocytaires provoquent des réactions, et il donne la préférence aux extraits.

Hiss et Zinsser, de leurs recherches expérimentales et cliniques dans la méningite épidémique et la pneumonie, concluent à une heureuse influence, mais l'interprétation de leurs résultats n'est pas irréprochable.

L'idée directrice de cette méthode est elle-même discutable. Les leucocytes sont capables de renforcer leur pouvoir bactéricide, mais il est faible à l'état normal, et si ces injections neutralisent les toxines (comme le prétendent Hiss et Zinsser) ce ne peut être que partiellement. L'efficacité de ces injections, douteuse, serait plutôt d'ordre indirect, en favorisant la leucocytose ou au contraire, la sécrétion de leucocytolysines, et la destruction des leucocytes chargés d'anticorps spécifiques (1).

La notion maintenant acquise de la nécessité de la chute leucocytaire à la fin des infections a suscité, en particulier dans la pneumonie, des essais thérapeutiques tendant à favoriser la destruction des globules blancs.

(1) Récemment William E. Jouland a repris ces expériences dans des infections expérimentales et dans la pneumonie, et n'a constaté aucun effet thérapeutique.

L'emploi des ferments métalliques paraît répondre à cette indication. L'injection est suivie d'une leucolyse, fait déjà établi par le dosage de l'acide urique excrété. Manoukhine, Fiessinger et Kronulitzky ont constaté que chez l'homme normal, l'hypoleucocytose provoquée est due au transport mécanique des leucocytes ; dans les infections, elle relève de la leucocytolyse. Ces injections font apparaître au cours de la pneumonie des propriétés leucocytolytiques et diminuent la résistance leucocytaire. Il semble que les ferments métalliques amènent une destruction immédiate et directe : les produits ainsi libérés (comme les extraits leucocytaires) excitent les organes leucocytolytiques. A l'hypoleucocytose succède souvent l'hyperleucocytose par antileucocytolyse. Les résultats sont les mêmes dans le rhumatisme articulaire aigu.

Cet effet est le plus souvent fugace. Elles agiraient plutôt par l'hyperleucocytose réactionnelle, qui permet une meilleure préparation de la crise. Leur efficacité est-elle bien réelle ? Leur action, très incertaine, dépend peut-être moins de l'injection que du moment où elle a été pratiquée.

Manoukhine a modifié la méthode des injections leucocytaires. Il part d'un principe différent. Se basant sur l'importance de la leucolyse et le pouvoir antitoxique des leucocytes, il a essayé la leucocytothérapie, dans la pneumonie en particulier, en s'adressant aux leucocytes du malade. Il préfère les extraits leucocytaires mieux tolérés, au sang total parce que les leucocytes, à l'exclusion des autres éléments, renferment les anticorps.

La préparation lui est spéciale. Le sang est reçu dans la solution citratée ordinaire, puis porté successivement dans des solutions de titre de plus en plus faible, et enfin dans l'eau pure ; les autres éléments sont détruits, mais les leucocytes isolés sont bien conservés grâce à leur passage préalable dans le citrate de soude qui les a rendus plus résistants. Ces leucocytes émulsionnés dans du sérum physiologique sont détruits par congélation et décongélation à 37°, alternatives. Les variations des propriétés leucocytolytiques sont évidentes après ces injections dans la pneumonie, mais l'effet n'est durable que si elles sont faites près de la crise, et leur action curative nous paraît problématique. Quant à leur action antitoxique elle n'est pas démontrée. On ne voit pas bien l'utilité d'injecter à un malade des extraits de ses propres leucocytes ; et même, en supposant des circonstances exceptionnellement heureuses, et qu'on puisse injecter à un malade qui se défend mal les leucocytes riches en anticorps spécifiques d'un autre sujet, aux doses employées, et qu'on ne saurait dépasser sans danger l'action antitoxique serait presque nulle.

Capps et Smith avaient injecté chez les leucémiques du sérum leucolytique obtenu par irradiation de la rate. L'intensité de la leucolyse s'atténuait avec la répétition de ces injections.

Ses recherches sur l'origine des leucocytolysines et sa conception leucocytolytique de l'action des extraits leucocytaires ont conduit Manoukhine à d'autres essais. Il a eu recours à l'irradiation de la rate du malade lui-même et il a proposé d'étendre cette méthode et l'a appliquée à diverses maladies (pneumonie, rhumatisme articulaire aigu, fièvre typhoïde), pour favoriser la crise leucocytolytique (1). Son indication est difficile à admettre; et c'est là une généralisation au moins excessive. Pour la pneumonie (entre autres) les interventions thérapeutiques sont assez inutiles dans les formes ordinaires, et pour les formes graves, on ne comprend pas bien l'efficacité de ces méthodes.

La leucocytolyse n'est favorable qu'autant qu'elle met en liberté des substances bactéricides ou antitoxiques; elle vient en aide à la phagocytose : elle la supplée, la complète ou la favorise en changeant les conditions du milieu. Dès lors, si le malade lutte bien, l'intervention est inutile; s'il se défend mal, il y aura infériorité qualitative et souvent quantitative des leucocytes ; et la leucocytolyse déterminée sera inactive. La leucocytolyse ne constitue pas à elle seule toute la défense, et il ne suffit pas de l'avoir provoquée pour avoir fait œuvre utile.

En dehors des indications courantes et des moyens thérapeutiques accessoires, l'emploi d'un sérum spécifique, antitoxique ou antimicrobien est la seule méthode rationnelle sinon toujours d'une réalisation facile.

_______

(1) Il recommande aussi les injections d'extraits de rate.

# VUE D'ENSEMBLE

De cet exposé bien incomplet et de ces recherches dictées par les hasards de l'hôpital, et pour cela inégales, ressort néanmoins l'importance des *leucocytolysines* et *des antileucocytolysines* en pathologie.

Quelle que soit la manière d'envisager le rôle des leucocytes dans la lutte contre l'infection il n'est pas mis en doute ; et ces ferments déterminant de façon au moins prépondérante leurs variations, présentent de ce fait, un haut intérêt. La leucocytolyse est un phénomène d'ordre beaucoup plus général dans la défense de l'organisme que l'hémolyse. Cette notion vient éclairer les données fournies par la formule leucocytaire, et se substitue à celle de chimiotaxie assez vague et la complète ; elle jette de la lumière sur bien des points obscurs de l'évolution de certaines infections.

Les ferments leucocytolytiques existent à l'état normal et interviennent dans les actes physiologiques : la digestion en particulier. Sous l'influence de l'infection ils vont jouer un rôle actif parmi les différents systèmes de défense mis en œuvre par l'organisme.

Les leucocytes entrent dans la lutte par l'acte phagocytaire proprement dit, et par la sécrétion des anticorps qu'ils laissent diffuser faiblement, et surtout qu'ils accumulent pour les répandre au moment de leur destruction. Tout ce qui agit sur les leucocytes aura son retentissement sur la défense et à ce point de vue les ferments leucocytolytiques occupent peut-être le premier rang ; la leucocytolyse est à la base de ces phénomènes. Elle est régulière au début, et les anticorps ainsi libérés, peuvent enrayer la maladie si l'infection est légère. Dans la majorité des cas elle n'est pas jugulée et la lutte continue.

A l'hypoleucocytose succède l'*hyperleucocytose* et à la *leucocytolyse primaire*, l'*antileucocytolyse* qui est parfois masquée par l'action leuconocive des toxines microbiennes. Elle a deux buts : multiplier les phagocytes, et accumuler les ferments leucocytaires si utiles pour parfaire leur action.

D'après quelques auteurs ces ferments diffuseraient en petite quantité. Pour Metchnikoff ils sont mis en liberté exclusivement par la *phagolyse* ; en tout cas, cette décharge est de beaucoup la plus importante et elle est indispensable dès que l'infection est assez violente. De plus l'hyperleucocytose, *réaction d'infection* doit à son tour disparaître et la guérison ne s'obtient qu'à ce prix. Double motif à l'intervention des leucocytolysines. Les ferments libérés neutralisent les toxines, atténuent les germes ; les opsonines, les stimulines favorisent et complètent la phagocytose parfois insuffisante à elle seule, en même temps que le retour à l'équilibre normal est rendu possible.

La leucocytolyse ne constitue qu'un des facteurs

de la crise, mais un facteur principal et détermina nt.

Quelle que soit la valeur respective attribuée au pouvoir bactéricide des humeurs et à l'activité propre des cellules de défense, cette idée de leucocytoly se n'est nullement contradictoire. Elle met plutôt d'accord les partisans des deux théories, humorale et cellulaire. Loin de s'opposer à la théorie phagocytair e elle étend le rôle du leucocyte. Par des expérienc es directes Manoukhine a montré que le pouvoir bactéricide des humeurs en découle. Mais la leucocytolyse n'est pas toute la défense. Ici encore il faut observer une sage réserve et se garder des considérations trop hypothétiques et des conclusions exagérées ou trop hâtives.

On n'a pas davantage le droit de s'abandonner à des déductions thérapeutiques bien osées et mal fondées.

Le rôle joué par les ferments leucocytolytiques, capital, n'est pas entièrement élucidé et certains faits demeurent mystérieux.

Toutes les théories sur la phagocytose, l'action des opsonines, des stimulines, le pouvoir bactéricide des humeurs se complètent sans s'exclure. Le leucocyte est plus actif que ne l'admettent les partisans de la théorie humorale. En France les travaux de MM. Achard et Foix ont fini de le réhabiliter, mais il ne doit pas faire oublier l'influence du milieu, confirmée par leurs recherches sur le pouvoir leuco-activant.

L'association des leucocytes et du sérum est nécessaire : les leucocytes en dehors du sérum sont moins actifs et le sérum sans les leucocytes n'a qu'une action limitée ; ses propriétés, indirectes, lui viennent des sécrétions des leucocytes. « Des leucocytes au sérum, comme du sérum au leucocyte l'action est incessante et réciproque, et la défense de l'organisme est le produit combiné de l'ensemble de ces actions. » (Foix).

L'évolution de la leucocytolyse dans les affections aiguës cycliques est caractéristique. Au début leucocytolyse, puis à la période d'état, antileucocytolyse ; enfin, avant la crise, relèvement du pouvoir leucocytolytique. Dans les affections à marche irrégulière elle est moins nette. En comparant avec les résultats de Foix, nous voyons qu'au moment où le pouvoir leucocytolytique est le plus élevé, le pouvoir leucoactivant et l'activité leucocytaire atteignent aussi leur maximum ; le pouvoir leucocytolytique (malgré les exceptions ailleurs détaillées) mesure aussi la défense, et donne lieu aux mêmes considérations pronostiques. L'action synergique de tous ces facteurs amène la terminaison.

*La fragilité leucocytaire* suit une courbe analogue, mais un peu retardée ; cela se comprend aisément si l'on admet qu'elle est le résultat de l'action des *leucocytolysines.*

Carles et Mauriac dont les premières recherches portaient sur la fragilité leucocytaire dans les albuminuries, l'avaient trouvée constante dans les maladies aiguës mais non proportionnelle à l'albumine ; ils avaient noté un rapport étroit entre l'élévation ou l'abaissement du chiffre des leucocytes détruits et l'intensité ou *l'atténuation des signes d'infection générale*; leur point de départ était spécial. Secousse signale une fragilité augmentée au début de la convalescence, ce qui répond à notre courbe de leucocytolyse retardée.

Dans les maladies aiguës, il ne s'agit pas de fragilité primitive ; elle est secondaire à l'apparition de la leucocytolyse dont elle est le premier effet. L'interprétation est plus délicate dans des affections chroniques, où la fragilité s'abaisse au contraire avec l'amélioration. Elle peut alors constituer une véritable « leucopathie » primitive ; ou si elle est secondaire, elle est d'origine leucotoxique, et ne relève pas de phénomènes leucocytolytiques proprement dits.

*Pouvoir leucocytolytique et fragilité leucocytaire* donnent deux courbes analogues en tenant compte du retard de la deuxième, et la recherche de la fragilité sera substituée souvent avec avantage, à celle de la leucocytolyse. Cette dernière, si elle a plus de valeur au point de vue *spéculatif* est moins pratique, tandis que l'étude de la fragilité leucocytaire plus simple, constitue une *méthode vraiment clinique*.

La méthode de Manoukhine reste le procédé de choix pour les expériences scientifiques ; elle mène à une série de recherches qui sont loin d'être complètes et méritent d'être poursuivies. Sans prétendre à tout expliquer, elle aide à pénétrer certains phénomènes. Elle permet l'analyse de constatations cliniques, que la seule recherche de la fragilité leucocytaire

n'aurait pas fournie ; mais elle est une *méthode de
laboratoire*.

Nous ne nous sommes pas attardée dans nos formules à des détails cytologiques, pour le motif très
simple que certaines distinctions sont impossibles
après l'épreuve de la fragilisation. La formule est
souvent faussée en raison des modifications subies
par les leucocytes. Quelques polynucléaires n'ont
plus qu'un noyau indivis ; les lymphocytes dont le
protoplasma s'est étalé, se confondent avec les moyens
mononucléaires ; leur protoplasma peut même devenir
granuleux.

Montagard avait déjà noté la transformation probable dans les épanchements des polynucléaires en
éléments lymphocytiformes qui en seraient les débris
nucléaires (1). Dans les liquides à lymphocytes elle
serait plus rapide.

Pour MM. Achard et Feuillié, « la simple action
physique donnant des modifications analogues à celles
qui servent de base à la distinction des diverses variétés de globules blancs est en faveur de l'opinion qui
tend à ne plus établir une dichotomie d'origine entre
les leucocytes granuleux myéloïdes et les leucocytes
non granuleux lymphoïdes ».

La *leucocytolyse* doit produire *in vivo* des modifications analogues ; dès lors la classification des leu-

(1) De fait, on trouve parfois les intermédiaires sous l'aspect
de leucocytes à protaplasma disloqué, et à peine visible, réparti
autour de deux masses nucléaires bien distinctes.

cocytes paraît assez artificielle, et exposée à des remaniements.

Quoi qu'il en soit la formule leucocytaire semble avoir perdu de son importance, en clinique, au profit du chiffre même de la leucocytose, et surtout du pouvoir leucocytolytique et de la fragilité et l'activité leucocytaires. L'étude de ces propriétés doit passer au premier plan, dans les recherches qui tendent à préciser le rôle des leucocytes dans l'infection et l'immunité.

# CONCLUSIONS

Il existe dans les plasmas des *leucocytolysines* et *des antileucocytolysines* qui jouent un rôle important dans les phénomènes physiologiques et au cours des états pathologiques. Il faut réserver le nom de LEUCOCYTOLYSE à la destruction leucocytaire par les *leucocytolysines* et la distinguer des autres modes de destruction.

La *résistance des leucocytes* est fonction des diverses influences auxquelles ils sont soumis dans le plasma et en particulier de *l'action des ferments leucocytolytiques*. Ces ferments déterminent de façon au moins prépondérante les *variations leucocytaires*. Les théories qui en avaient été données sont ou inexactes ou insuffisantes, et la chute du nombre des leucocytes au déclin des infections n'est expliquée d'une manière satisfaisante que par la *leucolyse*, démontrée par un ensemble de preuves et la constatation des formes *fragiles* de leucocytes, « formes de dissolution » de Botkine, et du pouvoir leucocytolysant.

*Leucolyse* n'égale pas toujours LEUCOCYTOLYSE.

Les injections d'encre de Chine, de microbes atténués ou tués donnent de *l'hypoleucocytose* par simple *transport* des leucocytes dans les organes profonds suivant la théorie de Werigo, tandis qu'après les injections de peptone, de bacilles typhiques, de staphylocoques, de pneumocoques virulents ou de leurs toxines, *l'hypoleucocytose* s'accompagne de l'apparition du *pouvoir leucocytolytique* dans le sérum.

La *méthode* de recherche du *pouvoir leucocytolytique* consiste essentiellement à mélanger les sérums ou plasmas à étudier et du sang normal *vecteur des leucocytes* avec adjonction d'une substance anticoagulante à une dose qui n'entraîne pas de destruction. On pratique aussitôt une numération leucocytaire et une seconde au bout de 24 heures d'étuve. Le *rapport* de la *différence* entre ces deux numérations au *premier chiffre* obtenu, mesure *le pouvoir leucocytolysant*. Lorsque l'écart dépasse 5 p. 100 on peut parler de leucocytolyse; au-dessous de ce taux, le sérum est indifférent ou *antileucocytolysant*. La *courbe* des *propriétés leucocytolytiques* est d'ailleurs plus intéressante que leur valeur absolue.

Les propriétés du plasma ont leur répercussion sur les leucocytes et en modifient la *résistance*. Les altérations déjà visibles sur les étalements directs sont évaluées par une *épreuve de fragilisation*. Pour cela on compte *les formes détruites* après un séjour uniforme dans une solution hypotonique. Le pourcentage de ces formes donne *l'indice* de FRAGILITÉ LEUCOCYTAIRE.

Le *pouvoir leucocytolytique* des sérums normaux

est en général inférieur à 8. La *fragilité leucocytaire* qui égale 10 en moyenne chez l'adulte, est plus variable chez l'enfant et comprise entre 4,5 et 15.

L'évolution des *propriétés leucocytolytiques* a son maximum de netteté dans la pneumonie qui en révèle le sens et en fait ressortir l'utilité. Elle peut être ainsi résumée : A *l'invasion* il y a probablement *leucocytolyse primitive* et hypoleucocytose passant inaperçues dans les conditions ordinaires d'examen; pendant la période d'état, grâce à l'excitation des organes leucocytopoïétiques par les produits de cette destruction à dose faible et les toxines, *hyperleucocytose* qui se maintient sous l'influence des *antileucocytolysines*. Elle protège par l'action phagocytaire, mais elle est bientôt insuffisante. Les anticorps libérés par la leucolyse primaire sont vite épuisés, et leur sécrétion par les leucocytes est minime si elle existe. L'antigène s'accumule et se concentre jusqu'au moment où la solution devenue impérieuse va être jugée par la crise. En même temps les anticorps s'emmagasinent dans les leucocytes et concourront à la terminaison rapide lorsque la *leucocytolyse secondaire et spécifique* les répandra dans le plasma. Cette *leucocytolyse* est un élément indispensable de la guérison.

La *fragilité leucocytaire* varie avec le pouvoir leucocytolysant : abaissée à la période d'état elle se relève près de la crise ; sa courbe est un peu en retard sur la précédente. Dans les cas mortels les *propriétés leucocytolytiques* et la *fragilité* restent faibles.

Lorsqu'elles ne sont pas franchement augmentées à la défervescence une complication est à redouter. Elles ont plus de valeur pour fixer le pronostic que la formule leucocytaire et la leucocytose dont elles expliquent les apparentes contradictions relatives à la gravité de la maladie. Cette évolution typique se retrouve dans d'autres affections aiguës où elle donne lieu à des considérations analogues; elle est moins nette lorsque leur marche est irrégulière.

Dans *la fièvre typhoïde* elle est modifiée par ce fait que *les toxines du* bacille typhique *sont leuconocives*. Une leucolyse intense et une fragilité grande n'ont pas ici la même signification favorable; car il ne s'agit pas exclusivement de leucocytolyse et elles peuvent être très accusées en raison de l'intoxication dans les formes graves. La courbe évolutive est peu caractéristique. Elle monte ou descend vers la fin de la maladie suivant le conflit des facteurs et l'intensité des réactions primitives.

Il y a d'abord antileucocytolyse dans la *diphtérie*, puis la leucocytolyse et la fragilité leucocytaire apparaissent avec l'amélioration. Si la leucocytose est faible, on constate seulement une baisse de la polynucléose. Le sérum favorise et avance le développement de ces propriétés. Antitoxique, il est en outre *leucocytolysant* et leuco-activant et *il augmente la fragilité leucocytaire*. Les recherches expérimentales confirment ces données. Avec des doses massives de toxine la leucocytolyse diminue rapidement ; dans les intoxications lentes, elle augmente si l'état s'améliore. Elle est exagérée par les injections de sérum qui suffit à la provoquer chez l'animal neuf.

L'évolution est analogue au cours d'états infectieux divers (grippe, rhumatisme articulaire, érysipèle, scarlatine, rougeole, varicelle, etc.).

D'une façon générale, dans les maladies aiguës, on constate de l'antileucocytolyse à la période d'état, et de la leucocytolyse avec fragilité leucocytaire à la défervescence. L'intensité de ces phénomènes dépend plus de la forme de la courbe thermique et de l'acuité de la maladie que de sa nature, exception faite cependant pour les cas où le germe pathogène et ses toxines ont un pouvoir leucotoxique qui vient troubler les résultats.

Dans la tuberculose, les constatations sont inégales. La pleurésie séro-fibrineuse à terminaison favorable donne un tracé de ces propriétés qui rappelle celui des autres infections. Dans les formes rapides, elles s'abaissent à l'approche de la mort. Elles sont en général diminuées dans la tuberculose pulmonaire chronique.

La courbe des néphrites aiguës revêt l'aspect typique. Dans les états urémiques, le *pouvoir destructeur et la fragilité leucocytaire* sont considérables. Ils baissent avec l'amélioration des néphrites chro-

niques, mais ils résultent ici non d'*actions leucocytolytiques*, mais *leucotoxiques*. Ils relèvent sans doute
des mêmes causes dans l'*asystolie* et les *maladies dys-
crasiques :* anémie, purpura, etc.

Les propriétés leucocytolytiques se manifestent dans
les épanchements et dans le liquide céphalo-rachidien.
La destruction avec le liquide céphalo-rachidien, plus
marquée dans la méningite tuberculeuse paraît dépendre de phénomènes d'osmo-nocivité. Avec les
*liquides de méningite cérébro-spinale*, elle est due souvent aux *ferments leucocytolytiques*.

La *fragilité leucocytaire* (par dégénérescence pyoïde)
est grande dans les méningites purulentes. Elle
diminue tout d'abord lorsque le traitement spécifique
est efficace, *puis le relèvement de l'indice annonce la
guérison*. La fragilité secondaire est caractérisée par
l'aspect plus normal des *polynucléaires* qui résistent
et par l'abondance des *formes de destruction* : cette
dernière condition est nécessaire pour le retour à la
formule normale.

Le sérum détermine la leucocytolyse et la fragilité :
c'est là un des facteurs de son efficacité.

L'intervention des *leucocytolysines* est d'ordre très
général dans les états infectieux.

*In vitro*, ces ferments ont leur maximum d'activité
à 37°. Ils s'atténuent par le vieillissement et par le
chauffage à 60° pendant une heure ; ils disparaissent
après un quart d'heure à 70°. Les épreuves d'inactiva-

tion et de réactivation ont été réalisées pour les *hétéro-leucocytolysines*, séparées absolument par Manoukhine sous le nom de *leucotoxines*, des *leucocytolysines qui nous occupent*. Cette distinction ne doit pas être maintenue.

Celles-ci, qui sont à la fois des *iso* et des *auto-leucocytolysines*, bien que la preuve formelle n'en soit pas encore donnée, semblent répondre à la définition des *lysines* à deux constituants : la sensibilisatrice spécifique et l'alexine banale.

Aux *leucocytolysines* s'opposent les *antileucocytolysines*. Elles sont influencées de même par la chaleur et le vieillissement. Ces *antiferments* qui *neutralisent in vitro* les *leucocytolysines* ont le même rôle antagoniste *in vivo*. L'équilibre physiologique est fait de la combinaison de ces ferments. Les *leucocytolysines* sont sécrétées par la *rate* ; les *antileucocytolysines* par le *foie*.

La *fragilité leucocytaire* est étroitement *liée* à la *leucocytolyse* dont elle est le premier effet. Elle équivaut à une véritable *sensibilisation* par les leucocytolysines. Les antileucocytolysines exercent une action protectrice. Ces deux influences qui se contrarient déterminent la *fragilité moyenne*. La *fragilité* est parfois la conséquence de simples phénomènes d'*osmonocivité* ou de *leucotoxicité*. Sa courbe un peu retardée, reproduit assez fidèlement celle du pouvoir leucocytolytique. La simplicité de sa recherche en fait un procédé clinique et elle constitue la méthode de choix.

Sur la nécessité de la leucocytolyse, on a basé des essais thérapeutiques ; mais seule la « lyse » des leucocytes parvenus à un degré suffisant d'activité serait utile et ces tentatives sont au moins prématurées.

Le rôle des ferments leucocytolytiques apparaît capital.

Ils interviennent normalement dans les phénomènes physiologiques (digestion), mais ils prennent toute leur importance dans la défense de l'organisme contre l'infection.

L'antileucocytolyse qui rend possible l'hyperleucocytose, multiplie les actes phagocytaires ; mais la phagocytose est parfois entravée ou insuffisante. La *leucocytolyse* par la mise en liberté des anticorps accumulés la favorise et la complète.

Une fois de plus, nous retrouvons l'action réciproque du leucocyte et du milieu sérique.

# BIBLIOGRAPHIE


**Achard** et **Loeper**. Résistance cellulaire aux solutions isotoniques de diverses substances. *Société de Biologie*, 26 mars 1904, p. 556.

**Achard** et **Paisseau**. Altérations cellulaires produites par les grandes injections de solutions hypotoniques et hypertoniques. *Société de Biologie*, 26 mars 1904, p. 558.

**Achard** et **Ramond**. Action favorable des solutions salines isotoniques sur les altérations cellulaires dues à la tonolyse et à la toxolyse. *Société de Biologie*, 13 mai 1905, p. 803.

**Achard** et **Feuillié**. Sur la résistance leucocytaire. *Société de Biologie*, 28 décembre 1907.

— Activité leucocytaire. *Société de Biologie*, 11 janvier 1908.

— Résistance et activité des leucocytes dans les épanchements pathologiques. *Société de Biologie*, 18 janvier 1908.

**Achard**, **Ramond** et **Feuillié**. Sur la résistance et l'activité leucocytaires. *Société de Biologie*, 11 juillet 1908.

**Achard** et **Foix**. Recherche de l'activité leucocytaire au moyen des levures de muguet. *Société de Biologie*, 28 novembre 1908.

— Le pouvoir leuco-activant des humeurs. *Société de Biologie*, 5 décembre 1908.

**Achard** et **Ramond**. Activité de l'absorption leucocytaire étudiée par la coloration vitale au rouge neutre. *Société de Biologie*, 19 décembre 1908.

— Recherche de la résistance leucocytaire. *Société de Biologie*, 16 janvier 1909.

**Achard**, **Ramond** et **Foix**. Résistance et activité des globules blancs dans les leucémies. *Société de Biologie*, 3 avril 1909.

— Sur l'activité des éosinophiles. *Société de Biologie*, 24 avril 1909.

**Achard et Foix.** Le pouvoir leuco-activant des sérosités. *Société de Biologie*, 12 juin 1909.

— Résistance et activité des globules blancs dans les infections aiguës. *Société de Biologie*, 19 juin 1909.

— L'activité leucocytaire et l'évolution clinique. Leuco-pronostic. *Société médicale des Hôpitaux*, 16 juillet 1909.

**Achard et Bénard.** Le pouvoir leuco-conservateur des humeurs. *Société de Biologie*, 31 juillet 1909.

**Achard.** Vitalité, résistance et activité des globules blancs dans les maladies. *Semaine médicale*, 3 novembre 1909, n° 44.

**Achard et Feuillié.** Granulations leucocytaires en milieu hypotonique. *Société de Biologie*, 28 janvier 1911.

**Arthus.** Sur la genèse du fibrin-ferment. *Société de Biologie*, 14 novembre 1903.

**Athanasiu et Carvalló.** L'action de la peptone sur les globules blancs du sang. *Société de Biologie*, 21 mars 1896.

**Azzurini et Massart.** Azione delle tossine tifiche sulla morphologia del sangue et sugli organi ematopoietici. *Lo Spérimentale*, 1903, p. 802.

**Balthazard.** Toxine et antitoxine typhiques. Thèse de Paris, 1903.

**Besredka.** L'état actuel de la question de la leucocytose. *Annales de l'Institut Pasteur*, 1897, p. 726.

— Leucocytose dans la diphtérie. *Annales de l'Institut Pasteur*, n° 5, mai 1898.

— Du pouvoir bactéricide des leucocytes. *Annales de l'Institut Pasteur*, 1898, p. 607.

— La leucotoxine et son action sur le système leucocytaire. *Annales de l'Institut Pasteur*, 1900, p. 390.

**Bezançon et Labbé.** Leucocytose dans les maladies infectieuses. *Presse médicale*, 8 novembre 1902.

— Monucléose et immunité. *Presse médicale*, 9 mai 1903.

— Valeur diagnostique des leucocytoses. *Gazette des Hôpitaux*, n° 65, 1903.

— Traité d'hématologie, G. Steinheil, Éditeur, Paris 1904, p. 630.

**Bezançon, de Jong et de Serbonnes.** La formule hémoleucocytaire de la tuberculose dans ses rapports avec les poussées évolutives de la maladie. *Archiv. de Médecin. expérim. et d'Anatomie pathol.* n° 1, 1910.

— *Association française pour l'avanc. des Sciences.* Lille, 2 août 1909.

**Bloch Marcel**. La coagulabilité sanguine. Thèse de Paris, 1914.

**Bordet**. Les leucocytes et les propriétés actives du sérum chez les vaccinés. *Annales de l'Institut Pasteur*, n° 6, juin 1895.

— Recherchés sur la phagocytose. *Annales de l'Institut Pasteur*, n° 2, février 1896.

— Sur l'agglutination et la dissolution des globules rouges par le sérum d'animaux injectés de sang défibriné. *Annales de l'Institut Pasteur*, n° 10, octobre 1898.

— Agglutination et dissolution des globules rouges par le sérum. *Annales de l'Institut Pasteur*, n° 4, avril 1899.

— Les sérums hémolytiques, leurs antitoxines et les théories des sérums cytolytiques. *Annales de l'Institut Pasteur*, n° 5, mai 1900.

— Sur le mode d'action des sérums cytolytiques et sur l'unité de l'alexine dans un même sérum. *Annales de l'Institut Pasteur*, n° 5, mai 1901.

**Borrel**. Tuberculose pulmonaire expérimentale. *Annales de l'Institut Pasteur*, n° 8, août 1893.

**Botkine**. *Gazette des Hôpitaux de Botkine*, 1895 n° 18, et 19, 48, 49; 1897, n° 37.

**Brites**. Leucolyse et acide urique. *Movimento medico*, 1906, p. 22. A relaçao leucocytose, acido urico na variola em un caso de papeira. *Labor. de microbiol. et chimie biolog. de l'Université de Coïmbre* (1907).

**Brodie-Brodie**. On the destruction of leucocytes. *Journal of Anatomy and Physiology*, 1901, p. 142.

**Bruce**. On the Disappearance of the leucocytes from the Blood after injection of peptone. *Proceedings of the Royal Society of London*, 1894, p. 295.

**Camus** et **Pagniez**. Variations brusques du nombre des leucocytes en fonction de la pression artérielle. *Presse médicale*, n° 47, 1910.

**Capps** et **Smith**. Experiments on the leucolytic action of the blood serum of cases of leukaemia treated with X rays and the injection of human leucolytic serum in a case of leukaemia. *Journal of experim. médic.*, janvier 1907.

**Carles** et **Mauriac**. La Fragilité leucocytaire dans les néphrites et les maladies infectieuses. *Journal de Médecine de Bordeaux*, n° 18, 4 mai 1913.

**Chauffard**. Pneumonie franche à rechute. *Presse médicale*, 18 janvier 1899.

**Chantemesse** et **Rey**. *Société de Biologie*, 18 février 1899, et *Presse médicale*, 1er juillet 1899.

**Churchill**. The Blood in the typhoïd of children : a clinical study. *The Boston medical and surgical Journal*, 1903, p. 692.

**Cotoni**. La crise dans la pneumonie. Étude clinique et pathogénique. *Annales de médecine*, nos 5 et 6, tome Ier, mai-juin 1914.

**Clerc** et **Loeper**. Formule hémoleucocytaire dans l'intoxication par le sérum d'anguille. *Société de Biologie*, 1902, p. 1062.

**Courmont** (**P.**). Signification des courbes leucocytaires chez les typhiques. *Journal de Physiol. et Pathol. générales*, 1900, p. 593.

**Courmont** et **Barbaroux**. Leucocytose et polynucléaires dans la fièvre typhoïde. *Journ. de Physiol. et Pathol. générales*, 1900, p. 577.

**Courmont, Montagard** et **Péhu**. Équilibre leucocytaire. *Société médicale des Hôpitaux*, 26 juillet 1901.

**Dastre**. Sur les causes initiales de la coagulation. Caractère erroné de la doctrine classique. *Société de Biologie*, 14 novembre 1903.
— La production du fibrin-ferment. *Eodem loco*.

**Dastre, Victor Henri** et **Stodel**. De la prétendue leucolyse provoquée par la propeptone. *Société de Biologie*, 14 novembre 1903.

**Dean**. Observation on the leucocytosis produced by the toxin of the diphteria bacillus with special reference to the changes which follow the injection of antitoxin. *Journal of Pathol. and Bactériol.* janvier 1908.

**Delezenne**. Action leucolytique des agents anticoagulants du groupe de la peptone. *Arch. de Physiol. normale et pathol.*, 1898, p. 568.

**Douglas**. Some observations on the excretion of uric-acid with special reference to its connexion with leucocytosis. *Edimburgh medical and surgical Journal*, 1900, p. 32.

**Étienne** et **Colas**. Réactions leucocytaires par l'argent colloïdal dans la pneumonie, notamment chez le vieillard. *Soc. de méd. de Nancy*, 9 novembre 1910.

**Étienne** et **Perrin**. La leucocytose et l'équilibre leucocytaire dans la broncho-pneumonie des vieillards. *Arch. générales de médecine*, no 6, juin 1909.

— La leucocytose et l'équilibre leucocytaire dans la pneumonie des vieillards, n° 1, janvier 1909.

— Formule leucocytaire dans la pneumonie franche, *Paris médical*, 1911.

**Éverard** (Mlle) et **Demoor**. Les Modifications des globules blancs dans les maladies infectieuses. *Ann. de la Soc. des Sciences médicales et naturelles de Bruxelles*, 1892, p. 308.

**Éverard** (Mlle), **Demoor** et **Massart**. Modifications des leucocytes dans l'infection et l'immunisation. *Ann. de l'Inst. Pasteur*, 1893, p. 165.

**Feuillié**. Étude sur l'albumine et la cytolyse du liquide céphalorachidien. *Soc. médicale des Hôpitaux*, 27 avril 1906.

— *Leucopathies et métastases*. Thèse de Paris, 1909.

**Feuillié** et **Roux**. Érythrocytes et leucocytes d'albuminuriques. *Soc. médic. des Hôpitaux*, 17 juin 1912.

**Fiessinger** et **Baufle**. Contribution à l'étude de la crise pneumonique. Rôle des ferments leucocytaires dans la résolution de l'exsudat pneumonique. *Revue de médecine*, 1910, p. 273.

**Fiessinger** et **P.-L. Marie**. Le ferment protéolytique des leucocytes dans les méningites aiguës à méningocoques. *Société de Biologie*, 5 juin 1909.

**Flexner** et **Hideyo Noguchi**. Upon the plurality of cytolysins in normal blood serum. *Journal of médic. research*, mai 1903.

**Foix**. *Activité leucocytaire et pouvoir leucoactivant des humeurs*. Thèse de Paris, 1911.

**Gabritchewsky**. Sur les propriétés chimiotactiques des leucocytes. *Ann. de l'Institut Pasteur*, 1890, p. 346.

— Du rôle des leucocytes dans l'infection diphtérique. *Eodem loco*, n° 10, 1894.

**Garnier**. Recherches sur la destruction des microbes dans la cavité péritonéale des cobayes immunisés. *Ann. de l'Institut Pasteur*, 1897, p. 767.

**Gengou**. Contribution à l'étude de l'origine de l'alexine des sérums normaux. *Ann. de l'Institut Pasteur*, 1901, p. 68.

**Giudicandrea**. Ricerche ematologiche nella febbre tifoïde. *Il Policlinico*, 1903, p. 237.

**Golzmann**. *Archives des Sciences biologiques de Pétrograd*, 1893, n° 4.

**Goodman.** On the leucocytotoxins of normal sérum. *Journal of infect. diseases*, 30 mars 1908.

**Hartmann** et **Vaoquez.** Les Modifications du sang après la splénectomie. *Société de Biologie*, 30 janvier 1897.

**Heiman.** Numération des leucocytes dans 50 cas de broncho-pneumonie, de pneumonie lobaire ou d'empyème chez les enfants. *Arch. of pediatrics*, octobre 1905.

**Higley.** Differential leucocyt count in the early days of typhoïd fever, *Proceed. of the New-York path. Soc.*, avril 1903.

**Hiss** et **Zinsser.** Experimental and clinical studies on the curative action of leucocyte extracts in infections. *Journal of médic. Research*, novembre 1908.

**Hutinel** et **Bigard.** *Traité des maladies des enfants*, tome II.

**Klotz (Oskar)** de Montréal. On the leucocytosis in scarlet fever. *Journal of infect. diseases*, 30 mai 1901.

**Kronulitzky.** *Rôle des leucocytes dans la digestion.* Thèse de Paris, 1914. *Société de Biologie*, nos 25, 30, 31, 32, 34, 37, 1913.

**Labbé (Marcel).** Les Essais de leucothérapie dans les infections. *Presse médicale*, 18 janvier 1903.

**Lagriffoul.** Formule leucocytaire de la rougeole et de la rubéole. *Arch. de Méd. expér. et d'Anat. pathol.*, 1906, p. 818.

**Loeper.** La Leucocytose et l'équilibre leucocytaire dans la pneumonie franche. *Arch. de Méd. expér. et d'Anat. pathol.*, 1899, p. 724.

**Manwaring.** The effects of subdural inject. of leucocytes on the development and course of experimental tuberculoses méningitis. *Journal of experim. medecine*, tome XV, p. 1; tome XVII, p. 1.

**Massart** et **Bordet.** Le Chimiotaxisme des leucocytes et l'infection microbienne. *Ann. de l'Inst. Pasteur*, 1891.

**Maurel.** Hypoleucocytose quinique. *Société de Biologie*, 1903, p. 367.

— Agents leucocyticides et hypoleucocytose. *Eodem loco*, p. 578.

**Manoukhine.** Sur la leucocytolyse, *Roussky Vratch*, 13 mars 1910.

— La Leucocytothérapie dans la pneumonie lobaire. *Roussky Vratch*, 26 juin 1910.

— Sur la leucocytolyse, 1911. *Dissertation de Petrograd. Roussky Vratch*, 1912, no 5.

— Sur l'origine des leucocytolysines et des antileucocytolysines. *Société de Biologie*, 21 décembre 1912. *Arch. des malad. du cœur, des vaiss. et du sang*, no 2, 1913.

— Sur les leucocytolysines et les antileucocytolysines dans l'anaphylaxie. *Société de Biologie*, 31 mai 1913.

**Manoukhine, Fiessinger** et **Kronulitzky**. Action des ferments métalliques sur les variations quantitatives des globules blancs et sur les leucocytolysines du sang. *Revue de Médecine*, n° 7, 1912.

**Metchnikoff**. La Théorie des alexocytes. *Ann. de l'Inst. Pasteur*, n° 1, 1893.

— L'État actuel de la question de l'immunité. *Eodem loco*, 1894, p. 706.

— Études sur la résorption des cellules. *Eodem loco*, n° 10, 1899.

— Sur les cytotoxines. *Eodem loco*, 1900, p. 369.

**Milhit**. Spécificité des opsonines. Diagnostic opsonique en particulier dans la fièvre typhoïde. *Arch. de Méd. expér. et d'Anat. pathol.*, n° 7, 1908. Thèse de Paris, 1909.

**Montagard**. Sur l'origine de certains éléments mononucléés contenus dans les épanchements pleuraux. *Journal de physiol. et de pathol. général.*, 1903, p. 340.

**Nicolas** et **Courmont**. De la leucocytose dans l'intoxication et l'immunisation expérimentale par la toxine diphtérique. *Société de Biologie*, 29 mai 1897.

**Nicolas, Froment** et **Dumoulin**. Splénectomie et leucocytose dans l'intoxication diphtérique expérimentale. *Société de Biologie*, 12 décembre 1903.

**Nolf**. De la nature de l'hypoleucocytose propeptonique. *Arch. internation. de Physiol.*, 1904, p. 242.

**Œlnitz** (d'). Dix cas favorables de vaccinothérapie antityphoïdique chez l'enfant. Étude des réactions vaccinales. *Soc. méd. des Hôpit.* 9 janvier 1914.

**Œttinger, Fiessinger** et **Sauphar**. *Arch. cœur, vaiss. et sang*, mai 1910.

**Opie**. The effect of injected leucocytes upon the development of a tuberculous lesion. *Journal of expérim. medecine*. Tome X, fasc. 3, p. 419.

**Plantenga**. La Leucocytose de la Rougeole et de la Rubéole. *Arch. des maladies des enfants*, n° 3, 1903.

**Ramond** (**F**). Action thérapeutique des leucocytoses provoquées. *Presse médicale*, n° 15, 1904.

**Robin**. Les Décharges précritiques dans les maladies aiguës. *Société de Biologie*, 27 avril 1889.

**Robin** et **Weil**. Action des ferments métalliques sur la production de l'azote total de l'urée, de l'acide urique. Acide urique et leucolyse. *Académie de médecine*, 18 juillet 1905.

**Rubinato (Giovanni)**, Bologne. Sur les formes de destruction des leucocytes et sur les rapports avec l'excrétion d'acide urique. *Folia hematologica*, 1905, p 781.

**Savtchenko**. Du rôle des immunisines (fixateurs) dans la phagocytose. *Ann. de l'Inst. Pasteur*, 1902, p. 106.

**Secousse**. *La Fragilité leucocytaire dans le cours de certaines maladies.* Thèse de Bordeaux, 1913, et *Journal de Médecine de Bordeaux*, 3 mai 1914.

**Spillmann** et **Brüntz**. Sur le rôle éliminateur des leucocytes. *Compt. rend. de l'Acad. des sciences*, 16 janvier et 30 janvier 1911. *Société de Biologie*, 1911, pp. 489 et 491.

**Stassano** et **Billon**. La Teneur du sang en fibrin-ferment est proportionnelle à sa richesse en leucocytes. *Société de Biologie*, 25 avril 1903.

**Syrensky**. Thèse de Petrograd, 1908.

**Tchistowitch**. Étude sur la pneumonie fibrineuse. *Annales de l'Institut Pasteur*, 1891, p. 490.

**Tchistowitch** et **Jourevitch**. Sur le mécanisme de la guérison dans l'infection pneumococcique. *Société de Biologie*, 13 juin 1908.

— Sur les opsonines et les antiphagines dans l'infection pneumococcique. *Société de Biologie*, 20 juin 1908.

**Vincent**. Sur la leucolyse produite par l'hyperthermie expérimentale. *Société de Biologie*, 1902, p. 1085.

**Werigo**. Les globules blancs comme protecteurs du sang. *Ann. de l'Institut Pasteur*, 1892, p. 478.

— La chimiotaxie négative des leucocytes et des phagocytes en général. *Arch. de méd. expér. et d'Anat. pathol.*, n° 5, 1901.

**William E. Jouland**. On the protective value of aqueous extracts, (Hiss) of leucocytes in acute infections in animal.

**William R. Williams** and **William E. Jouland**. On the therapeutic use of leucocytes in lobar pneumonia. *Journal of med. research*, janvier 1915.

**Wright**. *Proceedings of the Royal Society of London*, 1902, p. 54, 1904, p. 357.

**Zoja**. Par quelles données peut-on évaluer en clinique la mesure suivant laquelle se détruisent et se forment les globules rouges et les leucocytes. *Folia clinica chimica e microscopica*, 4 décembre 1910.

# TABLE DES MATIÈRES

Pages.



4136. — Tours imprimerie E. ARRAULT et Cie.